FUMO TOUXI HUANZHE DE YAOXUE JIANHU

腹膜透析患者的
药学监护

◎ 马　珂　等编著

ZHEJIANG UNIVERSITY PRESS
浙江大学出版社

图书在版编目(CIP)数据

腹膜透析患者的药学监护 / 马珂等编著. —杭州：
浙江大学出版社,2017.5(2018.1重印)
ISBN 978-7-308-16739-0

Ⅰ.①腹… Ⅱ.①马… Ⅲ.①腹膜透析－临床药学
Ⅳ.①R459.5②R97

中国版本图书馆 CIP 数据核字（2017）第 046217 号

腹膜透析患者的药学监护

马　珂　等编著

责任编辑	樊晓燕	
责任校对	潘晶晶　　丁佳雯	
封面设计	刘依群	
出版发行	浙江大学出版社	
	（杭州市天目山路 148 号　邮政编码 310007）	
	（网址:http://www.zjupress.com）	
排　　版	杭州中大图文设计有限公司	
印　　刷	浙江省邮电印刷股份有限公司	
开　　本	710mm×1000mm　1/16	
印　　张	10	
字　　数	174 千	
版 印 次	2017 年 5 月第 1 版　2018 年 1 月第 2 次印刷	
书　　号	ISBN 978-7-308-16739-0	
定　　价	30.00 元	

编委会

序

腹膜透析几乎与血液透析同时进入临床,血液透析在多年前就已深入人心,而腹膜透析一开始受到腹膜炎的挑战而发展缓慢。自连续不卧床腹膜透析出现之后,人们对腹膜透析的认识开始逐渐转变,随着腹膜透析技术日趋成熟,腹膜炎已不再是困扰腹膜透析的难题,自动化腹膜透析和新型腹膜透析液的出现和发展,更使腹膜透析的治疗得到进一步的优化。腹膜透析有很多优势,例如在家里即可完成、有良好的药物经济学特性、减少院感风险,并更好地保护残余肾功能等。腹膜透析在终末期肾功能衰竭患者的治疗中占有越来越重要的地位。不少地区都出现了 PD first(首选腹膜透析)的政策,在世界范围内腹膜透析人数逐年增多。

在腹膜透析患者中,由于肾功能衰竭而引起一系列脏器、组织和内环境的改变,显著地影响药物的吸收、蛋白结合、分布、代谢和排泄等。腹膜透析与血液透析一样,是透析液与血浆成分进行溶质和溶剂交换的过程。药物作为血浆中的溶剂分子,在透析的过程中可能会被消除。药物在腹膜透析患者中的药物动力学特征呈现较大的个体差异和病程差异。

腹膜透析患者通常会合并多种基础疾病,例如高血压、糖尿病、贫血等,多种药物联合使用的情况比较普遍,可能发生的药物相互作用不容忽视。腹膜透析患者由于其体质特殊性,对药物的敏感性容易发生变化,产生药物不良反应的比例也较正常高。另外,腹膜透析和相应的药物治疗对患者来说是长期的治疗选择,良好的依从性是影响治疗结局的重要因素。因此,良好的药学监护对腹膜透析患者来说尤为重要。

近年来临床药学的发展速度较快,临床药学服务在改善 ICU、肿瘤、疼痛、感染等患者的治疗效果,减少不良反应发生,提高治疗依从性等方面已发挥了较大的作用。随着腹膜透析的不断发展和腹膜透析患者的逐渐增加,腹膜透析的临床药学服务已成为一个越来越重要的课题。越来越多的药师已认识到这个问题,也在此领域做了一些卓有成效的工作。但是从整体上来说,对腹膜透析患者的药物服务仍显不足,很多基础的问题尚未明确,无论临床药学的服务和基础的科研都需加强。

　　本书从腹膜透析的基本情况出发,介绍了多种疾病患者在接受腹膜透析时药学监护要点,同时介绍了腹膜透析患者的药物动力学特点和药学教育,可以作为医务人员、研究者和教师的重要参考。

2017 年 4 月

目　录

第一章　腹膜透析液的介绍
及透析方案制订原则

第一节　腹膜透析的原理及类型

一、腹膜透析的原理

腹膜透析时溶质转运的基本原理是弥散（diffusive transport）和对流（convective transport）。腹膜存在允许溶质转运的途径，同时亦存在阻碍溶质转运的复杂结构，因而在溶质转运过程中既存在溶质弥散转运，又存在溶质对流转运；既有液体超滤，又有液体重吸收；另外，还包括水分清除的渗透压、腹膜吸收、淋巴重吸收等原理。在腹膜透析时，这些生理过程并不是固定不变的，而是处于动态变化中的。根据物质跨膜转运的传质力学原理，建立数学模型，定量地描述溶质跨膜转运的病理、生理过程，预测透析过程中水和溶质随时间的变化规律，这对于提高透析充分性、减少并发症具有重要指导意义。

二、腹膜透析的五种类型[1,2]

1. 间歇性腹膜透析

间歇性腹膜透析（intermittent peritoneal dialysis，IPD），每次腹腔保留透析液 1h，每日交换 10～20 次不等，每周透析时间不少 36～42h。此类型适用于急性肾衰竭患者。

2.连续不卧床腹膜透析

连续不卧床腹膜透析(continuous ambulatory peritoneal dialysis,CAPD),每日交换 3～4 次腹膜透析液,每次 2L。由于 CAPD 为 24h 连续低流量透析,符合生理要求,在透析过程中血压稳定。由于连接系统的改进,腹膜炎的发生率已大为减少。此类型适用于慢性肾衰长期透析者。

3.连续循环腹膜透析

连续循环腹膜透析(continuous cycling peritoneal dialysis,CCPD)每日只需连接 2 次,故感染机会少。在患者夜间睡眠时应用循环自动式腹膜透析机由电脑操作交换腹膜透析液 4～6 次,白天腹膜内留置 2L 腹膜透析液。适应证:(1)需要他人帮助的腹膜透析患者(如儿童、盲人和老人);(2)白天需工作者。优点:方法简单,患者可自由活动工作。缺点:价格昂贵。

4.夜间间歇性腹膜透析

夜间间歇性腹膜透析(nocturnal intermittent peritoneal dialysis,NIPD)于每晚 10h 内透析 8～10 次,每周透析 7 晚,由机器操作。其不同于 CCPD 之处是白天腹腔内不留透析液。适应证:(1)做 CCPD 或 CAPD,白天或夜晚腹膜透析液长时间停留于腹腔内,由于糖回收过多,使透析液的渗透梯度降低及淋巴回流使超滤量减少者;(2)做 CAPD 出现腰背痛不能耐受者;(3)有疝气或腹膜透析管周围有漏液者。

5.潮式腹膜透析

潮式腹膜透析(tidal peritoneal dialysis,TPD)是将 NIPD 设在白天进行,第一次腹膜透析液灌入量加大至患者能耐受的最大量,一般为 3L,放出时只放一半量,即 1.5L,其余 1.5L 继续留置于腹腔内,以后每次灌入 1.5L,放出 1.5L,每次交换周期不超过 20min,中间停留 4～6min。一般透析时间为 8～10h,需要腹膜透析液 26～30L,至腹膜透析 10h 腹膜透析液全部放尽,无腹膜透析液存留。这种高流量的腹膜透析液交换可清除的溶质较多,与 CAPD、CCPD 及 NIPD 比较,因腹膜透析交换周期太短,故对大分子的清除效果差。

现在逐步出现了居家自动化腹膜透析远程控制体系,该体系基于带有实时传输功能的自动化腹膜透析仪器,同时利用信息化技术将患者以往的 HIS 系统(Hospital Information System,医院信息系统)中的数据全部整合到远程中央控制平台,该平台还能收集患者在治疗过程中的一些参数,例如心率、脉搏、呼吸等。此类平台方便医生对透析患者的情况进行跟踪了解,也有利于提高患者治疗的依从性。

第二节　腹膜透析液介绍

一、腹膜透析液概述

　　腹膜透析液(peritoneal dialysate)是腹膜透析治疗过程中必不可少的组成部分。它除了要求与静脉制剂一样具有无菌、无毒、无致热原,符合人体的生理特点外,还应与人体有着非常好的生物相容性,这样才能维持腹膜较好的通透性,长期保持较好的腹膜透析效能,提高慢性肾衰竭腹膜透析患者的生存率。腹膜透析液的一般要求有[3]:(1)电解质成分及浓度与正常人血浆相似;(2)含一定量的缓冲剂,可纠正机体代谢性酸中毒;(3)腹膜透析液渗透压等于或高于正常人血浆渗透压;(4)配方易于调整,允许加入适当的药物以适应不同病人病情的需要;(5)一般不含钾,用前根据病人血清钾离子水平可添加适量氯化钾;(6)制作质量要求同静脉输液,应无致热原、内毒素及细菌等。

　　目前临床常用的腹膜透析液组成成分见表 1-1,表中所列均为普通钙浓度腹膜透析液,低钙腹膜透析液的钙离子浓度为 1.25mmol/L。

表 1-1　目前临床常用的腹膜透析液组成成分及参数

成分(或参数)	葡萄糖腹膜透析液			艾考糊精腹膜透析液	低 GDPs 碳酸氢盐腹膜透析液
	1.5%	2.5%	4.25%		
Na(mmol/L)	132	132	132	132	132
Cl(mmol/L)	96	96	96	96	96
Ca(mmol/L)	1.75	1.75	1.75	1.75	1.75
Mg(mmol/L)	0.25	0.25	0.25	0.25	0.25
乳酸盐(mmol/L)	40	40	40	40	15
碳酸氢盐(mmol/L)	—	—	—	—	25
pH 值	5.2	5.2	5.2	5.2	7.3
渗透压(mOsm/L)	346	396	485	284	346~485
GDPs(葡萄糖降解产物)含量	+	++	+++	+	很低

二、腹膜透析液的渗透剂

腹膜透析必须清除病人体内过多的水分,而腹膜透析液渗透压梯度与体内水分的清除有着非常密切的关系,因此必须在腹膜透析液中加入一定量的渗透剂。葡萄糖是目前腹膜透析最广泛、最常用的渗透剂。做 CAPD 的病人由于腹膜透析液在腹腔内停留的时间长,葡萄糖被吸收,其渗透压梯度会快速下降。小分子量物质会产生高渗透性作用,但其能快速越过腹膜,使其渗透压梯度迅速下降,而大分子量物质在腹膜透析液中停留的时间较长,但其渗透压强度较低。低分子量渗透剂包括葡萄糖、甘油、木糖醇、山梨醇、果糖、氨基酸等,高分子量渗透剂包括白蛋白、合成多聚体、血浆替代品、葡萄糖聚合体、肽类等。

1. 低分子量渗透剂

腹膜透析液以葡萄糖作为主渗透剂,其停留在腹腔内时,葡萄糖被重吸收,渗透压梯度进行性下降。在透析的初始阶段,超滤率最大,停留 2~3h 后腹腔内溶液量达到最大值,此时腹膜透析液渗透压与血浆渗透压达到平衡,此后葡萄糖被吸收得更为明显,腹腔内液体逐渐被人体吸收,其吸收率主要取决于淋巴回流。对于间歇性腹膜透析,由于腹膜透析液在腹腔内停留的时间短,葡萄糖诱导的超滤贯穿于透析的全过程。但对做 CAPD 的病人而言,每次留腹时间一般为 4~8h,由于葡萄糖的吸收,可出现腹膜透析液的吸收。某些病人由于葡萄糖吸收较快,即使使用高浓度葡萄糖腹膜透析液,亦不能达到充分超滤。所以葡萄糖的吸收情况取决于透析液中葡萄糖浓度、腹膜透析液停留的时间及患者腹膜通透性。

2. 高分子量渗透剂

(1)白蛋白

大约在 100 年以前就有学者认为白蛋白能延缓腹膜透析液的吸收,不引起生化和代谢方面的紊乱,可作为理想的渗透剂。但目前看来,白蛋白替换葡萄糖作为渗透剂用于临床腹膜透析过于昂贵,因此限制了其在临床上的应用。

(2)合成多聚体

聚丙烯酸、聚乙烯胺、硫酸葡聚糖是合成的多聚体。它们在腹腔内停留时,吸收很慢,且可形成较高渗透压,但聚丙烯酸可诱导腹腔内出血,损伤腹膜,使心血管状态不稳定。

（3）葡萄糖聚合体

葡萄糖聚合体或多糖是一种多糖类混合物。虽然病人能较好地耐受葡萄糖聚合体溶液，但血浆多糖浓度明显升高。在肾功能不全时，吸收的多糖代谢和清除非常缓慢，其半衰期约为 20h。葡萄糖聚合体腹膜透析液也有一定的副作用，其中最常见的就是无菌性腹膜炎。因此，部分学者认为多聚糖腹膜透析液的生物相容性可能并不太理想，仅适用于超滤低、糖负荷重的患者。

三、腹膜透析液的缓冲剂

1964 年最先在腹膜透析液中使用碳酸氢盐，但因易形成碳酸钙沉淀，其后被乳酸盐所取代。有几种钠盐如醋酸盐、乳酸盐、柠檬酸盐、苹果酸盐等均能消耗由碳酸释放的氢离子，使碳酸盐再生。目前乳酸盐被推荐为腹膜透析碱基。

1. 乳酸盐

乳酸盐是腹膜透析中常用的缓冲剂。自然界的乳酸盐存在两种立体构型，即右旋体乳酸盐和左旋体乳酸盐。商用腹膜透析液一般含左旋体乳酸盐或者是右旋体和左旋体乳酸盐的混合物。在正常情况下，甲基乙二醛代谢途径中会生成少量右旋体乳酸盐，而更多的形式是左旋体乳酸盐。右旋体乳酸盐由不依赖辅脱氢酶的非特异性酶缓慢分解。相反，左旋体乳酸盐能很快地由辅脱氢酶依赖的乳酸脱氢酶分解为丙酮酸盐。乳酸盐通过三羧循环或经过糖异生过程完成分解达到缓冲效果。

2. 醋酸盐

在 CAPD 和 IPD 时，醋酸能比乳酸更好地纠正尿毒症病人的代谢性酸中毒，但醋酸会引起硬化性腹膜炎，使腹膜的超滤能力下降。

3. 碳酸盐

腹膜透析的理想缓冲物质应该是碳酸氢钠，因为它本身是体内生理性的缓冲物。然而，当溶液中混含有碳酸盐、钙、镁和葡萄糖时，其腹膜透析液的制备、消毒和储存就困难了，在进行高压灭菌时，由于溶液的 pH 值较高，碳酸盐与钙、镁结合形成沉淀，葡萄糖焦糖化。

第三节　腹膜透析处方的制定及调整

一、腹膜透析处方的制定

腹膜透析患者的生活质量、生存率与透析充分与否有非常密切的关系，而透析充分性取决于透析方法的正确选择和透析处方的及时调整。不同腹膜透析患者的腹膜转运功能、体表面积、机体代谢状况以及残余肾功能各不相同，因而不同腹膜透析患者对透析液的需求量及透析时间的要求也不同，即使采用相同的透析方式及剂量，对于不同的个体也难以达到同样的效果。目前美国的资料显示[4]，透析病人的年死亡率为 10%～25%，是同年龄、同性别健康对照组的10 倍。在中国台湾，腹膜透析病人 10 年的死亡率为 65%[5]，因此根据腹膜透析患者残余肾功能、腹膜的转运特性选择个体化透析方式及透析剂量并及时调整透析处方，确保患者充分透析，对降低腹膜透析患者死亡率、提高患者生活质量和社会回归率具有重要意义。

开始腹膜透析时，应制定初始透析处方。透析 2～4 周后进行初次腹膜平衡试验，同时进行透析充分评估，根据评估结果调整透析处方，直至达到治疗目标。具体制定及调整步骤见图 1-1。

二、处方调整必备的指标

根据腹膜转运特性和残余肾功能变化相应地调整透析处方是腹膜透析患者透析充分的重要措施。透析处方调整的内容包括透析液的容量与剂量、透析液的种类选择和透析液留腹时间。影响腹膜透析充分性的因素包括腹膜转运特性、体表面积、残余肾功能及透析处方，而透析处方的确定和调整需考虑患者的腹膜转运特性、体表面积和残余肾功能等。因此，调整透析处方的基本指标包括腹膜转运特性、体表面积、残余肾功能及透析方式等。

（一）腹膜转运特性

1. 腹膜转运特性评估

腹膜转运特性存在个体差异，且随透析时间出现动态改变。因此，根据患

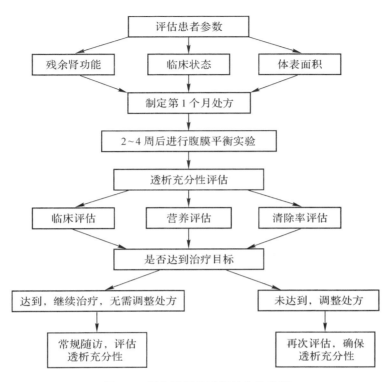

图 1-1　制定及调整透析处方的步骤

者腹膜转运特性确定个体化透析处方以及调整透析处方对于改善透析患者的临床效果至关重要。临床上普遍采用腹膜平衡实验（peritoneal equilibration test，PET）评估腹膜透析患者腹膜转运特性，包括标准 PET 和快速 PET，可提供有关腹膜小孔密度和腹膜表面积的相关信息，而改良 PET（modified PET）可评估腹膜超滤能力。标准腹膜通透性分析（SPA）和个体透析能力试验（PDC）则在临床上较少采用。

（1）腹膜转运特性评估方法

标准 PET 是临床最常使用的评估腹膜转运特性的方法，标准 PET 一般采用 4h 腹膜平衡实验法，即 PET 前夜给予 1.5％葡萄糖透析液，留腹 2000mL，留腹 8～12h。晨起患者取坐位，在 20min 内引流出前夜留腹腹膜透析液，测量其容量。患者取卧位，将 2000mL 2.5％葡萄糖透析液，以每 2min 400mL 的速度在 10min 内全部灌入腹腔，完毕后计时，腹膜透析液在腹腔内停留 4h 后，在 20min 内排空腹腔内的透析液。在上述过程中，分别在第 0、2、4 小时留取透析液及灌液后第 2h 抽取血液标本。计算透析液留腹 2h 和 4h 时透析液与血肌酐浓度比(D/PG)及透析液留腹 2h 与透析液留腹开始时透析液内葡萄糖浓度比(D/D_0)。快速 PET 与标准 PET 相似，留取 4h 透析液和血液标本测定肌酐和葡萄糖浓度，根据 D/PG 和透析液葡萄糖浓度综合腹膜转运特性。根据标准 PET 或快速 PET 结果可将腹膜转运特性分为高转运、高平均转运、低转运和低平均转运四种类型。为了评估腹膜超滤能力，国际腹膜透析学会 ISPD (International Society for Peritoneal Dialysis)建议使用 4.25% 腹膜透析液代替2.5% 腹膜透析液进行腹膜平衡实验，即改良腹膜平衡实验(modified PET)，以评估腹膜的超滤能力。

（2）腹膜转运特性结果评估

标准 PET 时首先采用下述公式计算第 0、2、4 小时透析液与血肌酐浓度比值：

$$D/PG = \frac{第\,0、2、4\,小时透析液矫正血肌酐值}{矫正血肌酐值}$$

采用下述公式计算第 2、4 小时与第 0 小时透析液内葡萄糖浓度的比值：

$$D/D_0 = \frac{第\,2、4\,小时透析液葡萄糖浓度}{第\,0\,小时透析液葡萄糖浓度}$$

标准 PET 在第 0、2、4 小时取 3 次透析液标本，在第 2 小时取一次血标本，进行 8 项实验检查，患者在透析中心停留 5h；而快速 PET 操作方法与标准 PET 相似，只需在透析液留腹 4h 留取透析液和血标本，分别测定血肌酐浓度比值和葡萄糖浓度的比值，患者仅需在透析中心停留 30min。此外，应精确测量透析液排出量。

2. 腹膜转运特性与透析方式的选择[6]

各种透析方式的选择主要依据患者的腹膜转运特性而定。其目的是使透析方式及剂量与患者的腹膜生理功能及代谢状况相适应。对于高转运患者来说，腹膜对葡萄糖的平衡作用快且对肌酐的清除能力强，但超滤较差，适合短时透析，如 NIPD。高平均转运患者的腹膜对肌酐的清除及脱水作用适中，适合做 CCPD 或标准 CAPD，其透析剂量可根据具体表面积及残余肾功能情况作适当调整。低平均转运患者，腹膜平衡作用慢，初期可行 CCPD。低转运患者，腹膜透析超滤良好，但腹膜对尿毒素的清除能力较差，宜行大剂量 CAPD 或血液透析。

3. 动态观察腹膜平衡实验的临床意义[7]

PET 可用来辨别腹膜透析患者腹膜转运特性，选择最佳透析方式，或用来监测腹膜转运特性的变化,以了解长期腹膜透析中透析效果或超滤量出现变化的原因。在腹膜透析初期,腹膜转运功能会有轻微变化,然后趋向平衡。因此基础 PET 测定应在腹膜透析开始 2～4 周后进行。此后每 3～6 个月重复一次,动态观察 PET 的变化,有助于纠正透析过程中出现的各种问题。若出现透析不充分、营养不良,则需寻找下列原因:(1)伴发疾病;(2)是否有残余肾功能减退;(3)摄入评估。然后根据残余肾功能及腹膜转运特性调整处方。

4. 腹膜平衡实验值与处方调整[7～9]

长期腹膜透析患者初始透析剂量应根据患者腹膜转运特性、体表面积、体重及残余肾功能来决定。腹膜转运特性的初次评估需采用标准 PET,并同时测定尿素或肌酐清除率,估计蛋白摄入量及肌酐生成量。当患者的残余肾功能下降时,必须及时调整透析处方,并通过定期测定 PET 及尿素清除指数(KT/V)和每周肌酐清除率来评估透析效果以达到透析充分。

5. 应用腹膜平衡实验调整处方的注意事项

(1)对透析液排出量高或低的患者可考虑提前进行腹膜平衡实验,以确定其腹膜转运特性为高转运还是低转运。

(2)高转运患者可通过增加透析液交换次数和缩短透析液留腹时间达到目标超滤量。

(3)低转运和低平均转运患者可通过增加最大灌入剂量提高清除率。

(4)低转运和低平均转运患者采用 APD 方式透析时要考虑:①增加总的夜间治疗时间;②增加透析液的留腹时间;③增加白天透析液留腹时间和(或)次日交换;④增加灌注量。

(二)体表面积[10]

体表面积(body surface area,BSA)与许多透析指标密切相关,所有患者应根据残余肾功能(RRF)及 BSA 来计算透析剂量。腹膜透析充分性的指标,即每周 KT/V 亦采用 BSA 校正。BSA 计算公式如下:

中国成年男性　$BSA=0.00607H+0.0127W-0.0698$

中国成年女性　$BSA=0.00586H+0.0126W-0.0461$

其中:H 为身高(cm);W 为体重(kg)。

选择体表面积透析剂量(PV/BSA)作为制订透析剂量的具体指标,其中

$$PV(L/d)=(4.4-0.15\times rGFR)\times BSA$$

可最大限度地避免透析盲目性,有效防止透析过度或不足以及其他一些并发症的发生。充分考虑体表面积来制定的个体化透析处方不仅可最大限度地发挥BSA在腹膜透析中的优势,还可以节约透析液用量,减少患者的开支。

(三)残余肾功能[11,12]

终末期肾衰竭患者,残余肾仍然具有较强的清除体内代谢产物的作用。据LUTES统计,在透析的患者肌酐经残余肾功能的清除量占整个肌酐清除量的39%。研究表明:残余肾小球滤过率(GFR)为1mL/min,相当于总每周肌酐清除率的20%～25%;残余肾功能还有利于腹膜透析患者容量负荷的控制和存活率。因此,需尽可能保护腹膜透析患者的残余肾功能,定期评估残余肾功能,根据残余肾功能调整透析处方,以提高腹膜透析病人的生活质量,延长生命。

1. 残余肾功能下降的常见原因

(1)基础疾病

残余肾功能下降与原发病有密切关系。糖尿病肾病患者残余肾功能下降速度快于其他非糖尿病肾病患者,肾小球疾病患者残余肾功能下降速度明显快于小管间质性肾脏病患者,尤其是在腹膜透析早期。

(2)透析液渗透剂浓度

腹膜透析患者不恰当地使用高渗透析液而增加超滤量,会导致机体有效血容量不足,加重肾缺血,患者尿量可迅速减少,肌酐清除率显著下降。长期使用4.15%葡萄糖的高浓度透析液,其尿量减少的速度明显快于使用1.5%葡萄糖透析液的患者。

(3)高血压

腹膜透析时,若不能有效控制血压,同时体内容量负荷过多,会产生肾小球内高压,进一步加重肾缺血,加速残余肾功能的丧失。

(4)炎症

腹膜透析并发腹膜炎时,会引起一些炎性介质的释放,加速残余肾功能的丧失。

(5)肾毒性药物

不恰当地使用肾毒性药物,如氨基糖苷类、万古霉素类、喹诺酮类等抗菌药物,非甾体类消炎药,对比剂类,会导致残余肾功能下降。

2．残余肾功能的保护

（1）制订合理的腹膜透析方案

合理的腹膜透析方案是保护残余肾功能的重要手段。因此,在确定透析方案前,需根据腹膜的转运特性、体表面积和残余肾功能选择透析液浓度、透析时间和透析剂量。如果透析方式不合理,盲目地使用高渗透析液,可引起透出液超滤增加,尿量减少,残余肾功能下降。

（2）积极控制血压

腹膜透析患者常合并高血压,而高血压又会进一步加速残余肾功能的下降,因此在腹膜透析过程中应将血压控制在正常范围内。

（3）积极治疗原发疾病。

（4）慎用肾毒性药物。

3．残余肾功能下降与透析方案调整

残余肾功能不仅影响透析效能,而且在调节水盐代谢及营养状态方面起关键性作用。研究表明,当残余肾功能 RRF≥2mL/min 时,经残余肾排除的尿毒及肌酐量占整个透析清除量的 32％ 以上,部分患者达 45％ 以上;当 RRF＜2mL/min 时,经肾脏排泄的尿素、肌酐不到 15％,而 RRF≥2mL/min 的腹膜透析患者,无论是透析效能还是营养状况均明显优于 RRF＜2mL/min 的患者。因此,当透析患者尿量减少或者丧失时,应立即增加透析剂量及透析次数,以弥补原来经尿液所排出的那部分清除量。其具体数值则可根据 KT/V、每周肌酐清除率及蛋白分解率来确定。若每次透析剂量增加 0.5～2.0L,腹膜的清除量与透析剂量之间呈线性关系,而当透析剂量增加 2.0～3.0L 时,其腹膜透析效能骤然下降。

4．临床状态

腹膜透析患者的临床症状直接影响其生活质量。临床状态主要通过患者自我感觉、有无尿毒症症状、营养状况好坏、有无高血压和贫血,以及水、电解质和酸碱是否失衡等来评估。每月需定期评估 1 次腹膜透析患者的临床状态。若患者临床状态良好,溶质和水的清除可达目标值。因此,需密切关注患者的临床状态,确保在临床状态保持良好的情况下,溶质清除达标。如果出现尿毒症症状和营养不良,首先要考虑透析是否充分,并寻找原因,如伴发疾病、残余肾功能是否减退等,并在综合考虑干预治疗必要性和有益性后,调整透析方案。

其次要考虑患者的依从性,若患者不服从医嘱,需进行耐心教育和解释,在说服患者后调整透析处方,以使其适应新的生活方式。

5. 溶质清除率与处方调整

临床上常用每周 KT/V 或者每周肌酐清除率作为腹膜透析剂量的指标。通过收集患者 24h 的透出液、尿液和外周血,测定尿素氮和肌酐,就可以计算出肾脏和腹膜对尿素和肌酐的清除率。目前推荐的腹膜的小分子溶质清除目标值是每周 KT/V≥1.7,每周肌酐清除率≥50L/1.73㎡。对平稳的 CAPD 患者,每周 KT/V 和每周肌酐清除率至少半年测一次。如果改变透析剂量,则在 3~4 周内测定、评估预期的效果。若每周 KT/V 和每周肌酐清除率达到目标值,无尿毒症症状及营养不良的表现,继续按原方案治疗。如果每周 KT/V 和每周肌酐清除率低于最小目标值,则应寻找透析不充分的原因,并根据透析不充分的原因制订治疗策略:(1)积极治疗伴发疾病;(2)保护残余肾功能,若残余肾功能下降,及时调整透析处方,增加透析剂量;(3)心理治疗。若患者服从医嘱,根据需要调整处方;若患者不服从医嘱,须对患者进行耐心解释,解除其心理压力,然后调整处方以使其适应新的生活方式。

6. 容量状态与处方调整

一般通过观察腹膜透析患者的目标体重、血压及有无水肿等临床症状来判断有无容量超负荷存在。容量超负荷的可逆因素主要有饮食摄入过多、患者顺应性不良、导管相关性机械性因素以及透析处方不合理等。除可逆因素之外,需对患者的腹膜功能状态与溶质转运特性进行评估。若患者处于容量超负荷状态,需加强患者的液体管理,解除机械性因素。对于残余肾功能不足患者,可使用袢利尿剂增加尿量,缩短腹膜透析液留腹时间,或者在短时间内增加高浓度腹膜透析液。腹膜高转运患者可改用 APD 或者艾考糊精腹膜透析液,可通过缩短葡萄糖透析液留腹时间来改善超滤。

参考文献

[1] Tzamaloukas A H,Rau D S,Onime,et al. The prescription of peritoneal dialysis [J]. Semin Dial,2008,21(3):250-257.

[2] Mehrotra R. Long-term outcomes in automated peritoneal dialysis [J]. Perit Dial Int,2009,29(S2):111-114.

[3] 刘伏友.腹膜透析[M]//刘伏友,彭佑铭,季龙振.现代透析疗法.长沙:湖南科学技术出

版社,1993:181－185.

［4］Canada-USA peritoneal dialysis study Group. Adequacy of dialysis and nutrition in CAPD：Association with clinical outcome ［J］. J Am Soc Nephrol,1996(7):198-207.

［5］Huang C C,Cheng K F,Wu H D. Survival analysis:comparing peritoneal dialysis and hemodialysis in Taiwan ［J］. Perit Dial Int,2008,28(S3):S15-20.

［6］van Biesen W,Heimburger O,Krediet R,et al. Evaluation of peritoneal membrance characteristics：a clinical advice for prescription management by the ERBP working group ［J］. Nephrol Dial Transplant,2010(4):1-11.

［7］Pride E T,Gustafson J,Graham A,et al. Comparison of a 2.5% and a 4.25% dextrose peritoneal equilibration test ［J］. Perit Dial Int,2002,22(3):365-370.

［8］俞雨生,周岩,张炯,等.根据残余肾功能状态计算腹膜透析患者透析剂量的临床研究 ［J］.肾脏病与透析肾移植杂志,2009,18(2):115－120.

［9］俞雨生,张炯,袁增慧,等.腹膜透析患者残余肾功能下降速率及影响因素［J］.肾脏病与透析肾移植杂志. 2006,15(4):340－344.

［10］Handna S M,Farrington K. Residual renal function：considerations on its importance and preservation in dialysis patients ［J］. Semin Dial,2004,17(3):196-201.

［11］Marron B,Remon C,Perez-Fontan M,et al. Benefits of preserving residual renal function in peritoneal dialysis ［J］. Kidney Int,2008,108:42-51.

［12］俞雨生,张炯,王金泉,等.残余肾功能状态对腹膜透析效能的影响［J］.肾脏病与透析肾移植杂志,2006,15(6):520－524.

第二章 腹透患者贫血的药学服务

肾性贫血是慢性肾脏病(chronic kidney disease,CKD)的常见并发症,严重影响患者的生活质量,是发生心血管并发症的独立预测因子,且可显著增加患者心血管事件和死亡的发生风险。而贫血发生率随着肾功能的下降逐渐增加,当CKD患者进入第5期时发生贫血就很普遍。但是肾性贫血治疗的达标情况,从世界范围内来看并不理想,仅三分之一的患者在达标范围内,欧美国家治疗未达标率在23%～45%[1]。我国透析患者贫血控制情况也不容乐观,一项发表于2012年关于中国透析人群的调查显示,60%患者血红蛋白不达标[2]。为了规范肾性贫血管理,世界各国先后颁布了CKD贫血的治疗指南,并不断更新。2014年我国也进一步更新了《肾性贫血诊断与治疗中国专家共识》。本章节主要探讨肾性贫血的评估和治疗以及如何提供相关的药学服务。

第一节 肾性贫血的概念及评估

1.定义与诊断标准

(1)定义

肾性贫血是指由各类肾脏疾病造成促红细胞生成素(EPO)的相对或者绝对不足导致的贫血,以及尿毒症患者血浆中的一些毒性物质干扰红细胞的生成和代谢而导致的贫血。

(2)诊断标准

依据WHO推荐,海平面水平地区,年龄≥15岁,男性血红蛋白<130g/L,成年非妊娠女性血红蛋白<120g/L,成年妊娠女性血红蛋白<110g/L,可诊断

为贫血。在诊断肾性贫血时,需酌情考虑居住地海拔高度对血红蛋白的影响。

2. 评估频率

(1)当临床症状、体征或其他医学指标提示贫血时需及时测量血红蛋白。

(2)无贫血病史、未使用促红细胞生成素治疗的患者:CKD 1～3 期,至少每年测量血红蛋白 1 次;CKD 4～5 期,未开始接受透析治疗者,至少每 6 个月测量 1 次;CKD 5 期和透析患者,至少每 3 个月测量 1 次。

(3)有贫血病史、无论是否使用促红细胞生成素治疗的患者:CKD 3～5 期未接受透析和 CKD 5 期接受腹膜透析治疗的患者,至少每 3 个月测量 1 次;CKD 5 期接受血液透析的患者至少每月测量 1 次。

3. 评估的实验室指标

(1)全血细胞计数(CBC),包括血红蛋白浓度、红细胞指标(包括平均红细胞体积(MCV)、平均红细胞血红蛋白量(MCH)、平均血红蛋白浓度(MCHC))、白细胞计数和分类、血小板计数。

(2)网织红细胞计数。

(3)铁储备和铁利用指标,包括血清铁蛋白浓度、转铁蛋白饱和度。

(4)未能明确贫血病因时,可进行维生素 B_{12}、叶酸、骨髓穿刺、粪便隐血等项目的检查。

贫血的诊断主要依靠血红蛋白检测,但需要结合其他指标以评估贫血的严重程度,并与其他疾病引起的贫血进行鉴别诊断。

第二节　肾性贫血常用治疗药物特点及其临床选择

一、铁剂的治疗

流行病学及临床试验结果证实,CKD 贫血患者中常常存在一定程度的铁缺乏。铁缺乏是导致红细胞生成刺激剂(ESAs)治疗反应差的主要原因。CKD贫血患者应常规进行铁状态的评价,寻找导致铁缺乏的原因,并根据患者的铁储备状态予以相应的铁剂补充。

1.铁状态的评价及监测频率

(1)铁状态的评价指标

常规使用血清铁蛋白(SF)和转铁蛋白饱和度(TSAT)。

(2)监测频率

铁剂治疗时的监测频率见表2-1。

表 2-1　铁剂治疗时的监测频率

监测频率	状　态
3 个月一次	接受稳定 ESAs 治疗
	未接受 ESAs 治疗的 3～5 期非透析
	未接受 ESAs 治疗的维持性血透
增加监测频率	有出血存在
	开始 ESAs 治疗
	调整 ESAs 剂量
	静脉铁剂治疗后监测疗效
	决定是否开始、继续或停止铁剂治疗
	其他导致铁状态改变的情况,如合并炎性感染未控制

2.铁剂治疗指征

铁剂治疗指征见表2-2。

表 2-2　铁剂治疗指征

未接受铁剂或 ESAs 治疗的	已接受 ESAs 治疗但尚未接受铁剂治疗的
TSAT≤30％且 SF≤500μg/L	TSAT≤30％且 SF≤500μg/L,且需提高血红蛋白水平或希望减少 ESAs 剂量
推荐尝试使用静脉铁剂治疗	
非透析患者,可先进行为期 1～3 个月的口服铁剂治疗,若无效可改用静脉铁剂治疗	
SF＞500μg/L 时原则上不常规应用静脉铁剂治疗,若排除了急性期炎症,高剂量 ESAs 仍不能改善贫血时,可试用铁剂治疗	

3.铁剂的选择

(1)非透析患者及腹膜透析患者可先试用口服途径补铁,或根据铁缺乏状态直接应用静脉铁剂治疗。

（2）血液透析患者应优先选择静脉途径补铁。

4.铁剂的种类及用法用量

（1）口服铁剂

亚铁盐的吸收率约为高铁盐的 3 倍，在高剂量时这种差异更大。各种亚铁盐对生物利用度影响较少，硫酸盐、富马酸盐、琥珀酸盐、葡萄糖酸盐及其他亚铁盐吸收程度较接近[3]，具体药物剂量见表 2-3。如果铁状态、血红蛋白没有达到目标值（每周 ESAs 100～150IU/kg 体重指数治疗条件下），或口服铁剂不能耐受者，推荐改用静脉途径补铁。

表 2-3　常见各种口服铁剂及用法用量[4]

口服铁剂	含铁量	药代动力学	药物特点	每日常用剂量
富马酸亚铁	33%	1.以亚铁离子形式主要在十二指肠及空肠近端吸收 2.非缺铁者，口服摄入铁的 5%～10%可自肠黏膜吸收；体内铁贮存量缺乏者，吸收量可成比例增加，20%～30%摄入铁可被吸收 3.与食物同时摄入铁，其吸收量约较空腹时减少 1/3～1/2 4.口服铁剂后不能自肠道吸收者均随粪便排出	较难被氧化，奏效较快，不良反应较少	成人：①预防用，一日 0.2g；②治疗用，一次 0.2～0.4g；一日 3 次
硫酸亚铁	20%		通常干燥形式被用于固体剂型，七水合物形式被用于液体剂型。不良反应最明显	成人：①预防用，一日 0.3g；②治疗用，一次 0.3g，一日 3 次。缓释片，一次 0.45g，一日 2 次
琥珀酸亚铁	35%		吸收平稳，胃肠道反应较轻	成人：口服。①预防用，一般一日 0.1g，妊娠妇女一日 0.2g；②治疗用，一次 0.1～0.2g，一日 3 次
葡萄糖酸亚铁	12%		铁利用率高，起效快，胃肠道反应较轻	成人：口服。①预防用，一日 0.3g；②治疗用，一次 0.3～0.6g，一日 3 次
多糖铁复合物	46%		以分子形式被吸收，能以完全螯合的形式进入细胞，这种特殊螯合方式避免了因铁离子产生自由基而对细胞造成的损伤[5]	成人每日一次，每次口服 150～300mg

（2）静脉铁剂

静脉铁剂主要有右旋糖酐铁及蔗糖铁。一般右旋糖酐铁含有铁 50mg/mL，蔗糖铁含有铁 20mg/mL。

1）血液透析患者应常规采用静脉铁剂治疗

一个疗程剂量常为 1000mg，一个疗程完成后，仍有血清铁蛋白 SF≤500μg/L 和 TSAT≤30%，可以再重复治疗一个疗程。

2）维持性治疗

当铁状态达标后，应用铁剂的剂量和时间间隔应根据患者对铁剂的反应、铁状态、血红蛋白水平、ESAs 用量、ESAs 反应及近期并发症等情况调整，推荐 100mg 每 1～2 周 1 次。

3）如果患者 TSAT≥50% 和（或）SF≥800μg/L，应停止静脉铁剂治疗 3 个月，随后重复检测铁指标以决定静脉铁剂治疗是否恢复。当 TSAT＜50% 和 SF＜800μg/L 时，可考虑恢复静脉铁剂治疗，但每周剂量需减少1/3～1/2。

5.铁剂禁忌证

（1）血色病或含铁黄素沉着症及不伴缺铁的其他贫血（如地中海贫血）。
（2）肝肾功能严重损害且伴有未经治疗的尿路感染者不宜进行铁剂治疗。

二、红细胞生成刺激剂(ESAs)的治疗

1.治疗前的评估

（1）应权衡因减少输血和缓解贫血相关症状带来的利与弊。
（2）应处理好各种导致贫血的可逆性因素（包括铁缺乏和炎症状态等）。
（3）对于 CKD 合并活动性恶性肿瘤患者，应用 ESAs 治疗时应提高警惕，尤其是以治愈为目的的活动性恶性肿瘤患者及既往有卒中史的患者。

2.治疗时机

（1）血红蛋白＜100g/L 的非透析成人 CKD 患者，根据血红蛋白水平下降程度、前期铁剂治疗反应、输血风险、ESAs 治疗风险及是否存在贫血相关症状，个体化权衡和决策是否应用 ESAs。

（2）由于透析成人患者血红蛋白下降速度比非透析成人患者快，建议血红蛋白＜100g/L 时即开始 ESAs 治疗。

（3）血红蛋白≥100g/L 的部分肾性贫血患者可以个体化使用 ESAs 治疗以改善部分患者的生活质量。

3.治疗靶目标

（1）血红蛋白≥110g/L，但不推荐血红蛋白＞130g/L 的患者。

（2）依据患者年龄、透析方式、透析时间、ESAs 治疗时间长短、生理需求以及是否并发其他心血管疾病等状况进行药物剂量的调整。

4.用药途径及药物选择

（1）血液滤过或血液透析治疗的患者，建议采用静脉或皮下注射方式给药。与等效的静脉给药相比，皮下注射可以减少药物的用量。

（2）非透析患者和腹膜透析患者建议采用皮下注射途径给药。

（3）目前临床 ESAs 的种类有短效制剂和长效制剂。短效的重组人促红细胞生成素（rHuEPO）是通过基因重组技术生成的，通常应用依泊汀（Epoetinas）这个名称，有依泊汀-α、依泊汀-β、依泊汀-γ、依泊汀-ω 亚型[6]。各亚型的基本安全性和有效性相近，目前没有足够的数据表明哪种依泊汀更优越。应用重组技术生成的依泊汀能避免输血，但是生物仿制的则不确切[7]。长效 ESAs 包括达依泊汀-α（Darbepoetin Alfa）和持续型红细胞生成素受体激活剂（CERA）。达依泊汀-α 是 rHuEPO-α 的改进型，其半衰期达到 rHuEPO-α 的 2 倍以上，可 2～3 周一次或更长时间给药[8,9]。CERA 是目前唯一一种每月使用一次的持续型 ESAs，半衰期为 134～139h，能够使肾性贫血者的血红蛋白平稳上升至目标水平并维持稳定[10]。

5.初始剂量及用量调整

推荐根据患者的血红蛋白水平、体重指数、临床情况、ESAs 类型以及给药途径决定 ESAs 初始用药剂量，具体见表 2-4。

表 2-4　ESAs 初始剂量及用量调整

初始剂量	初始治疗靶目标	初始调整	调整方案
5～100IU/kg 每周 3 次或 10000IU 每周 1 次	血红蛋白每月增加 10～20g/L，避免 1 个月内血红蛋白增幅超过 20g/L	ESAs 治疗 1 个月后调整剂量	如果升高未达目标值，剂量增加为每次 20IU/kg，每周 3 次；或 10000IU，每 2 周 3 次
			升高且接近 130g/L 时，剂量降低约 25%
			持续升高，应暂停给药，直到血红蛋白开始下降，然后剂量降低约 25% 后重新开始
			任意 2 周内血红蛋白水平升高超过 10g/L，应将剂量降低约 25%

（1）指标达标后仍需要进行剂量调整。调整 ESAs 剂量的频率应该根据 ESAs 起始治疗期间血红蛋白的上升速度、ESAs 维持治疗期间血红蛋白的稳定性情况以及血红蛋白的监测频率来决定。

（2）当需要下调血红蛋白水平时，应减少 ESAs 剂量，但没必要停止给药。停止给予 ESAs，尤其是长时间停药，可能会导致血红蛋白持续降低，使血红蛋白降低到目标范围以下。严重感染或手术后等疾病状态可明显改变患者对 ESAs 的反应。当贫血严重或 ESAs 反应性严重降低时，应给予输血而不是继续给予 ESAs 或增加 ESAs 剂量。

（3）若治疗期间出现 ESAs 低反应性，其诊断和处理参见 ESAs 低反应性的原因及处理。

三、输血

1. 输血原则

应尽量避免输注红细胞，减少输血反应的各种风险。

2. 红细胞成分输血治疗

出现下列情况时可进行红细胞成分输血治疗：
（1）ESAs 治疗无效（如血红蛋白病、骨髓衰竭、ESAs 耐药）；
（2）ESAs 治疗的风险超过其治疗获益（如既往或现在患有恶性肿瘤，既往有卒中史）；
（3）不能仅根据血红蛋白的变化来判断非急性贫血 CKD 患者是否需要输血治疗，而应根据贫血所导致的症状来判断。

3.输血相关风险

输血相关风险有溶血反应、发热反应、过敏反应、急性肺损伤、枸橼酸盐中毒和高钾血症、移植物抗宿主病、疾病传播和血液污染等。

第三节　腹透贫血患者药学监护要点

一、铁剂治疗的药学监护

1.口服铁剂治疗的药学监护

（1）不良反应

口服铁剂常见的不良反应包括胃灼热、恶心、上消化道不适、便秘及腹泻。对以前不能耐受铁剂的患者,应从小剂量开始治疗,确无症状,再将剂量逐渐增加到所需水平。提高剂量时恶心和上腹痛为更常见的表现。

（2）服用方法及注意事项

①口服铁剂有胃肠道反应,饭后即刻服用可减轻对胃部的刺激,但对药物的吸收有影响;②维生素 C 能增加吸收,然而增加吸收也与不良反应发生增加明显有关;③缓释制剂耐受较好,但因铁释放在十二指肠上段,吸收可能减弱;④如果应用液体剂型,应把液体滴到舌背上部,以避免牙齿暂时染色。

（3）相互作用

①与四环素、喹诺酮、青霉素、左旋多巴、鞣酸、钙剂、制酸药、磷酸盐等药物的相互作用,能减少铁或这些药物的吸收;②服用铁剂时不应同时饮茶、喝牛奶,因为茶中含有大量鞣酸,可与铁结合,形成不溶性鞣酸铁,阻碍铁吸收,而牛奶中含钙和磷酸盐,可使铁沉淀,也阻碍铁吸收。如果因治疗需要两者时,则两者必须间隔 2～3h 服用[11]。

（4）服用铁剂会导致黑便,且粪便潜血检测试验会出现假阳性结果。

（5）幼儿容易发生铁中毒,且往往是致命的,应将铁剂存放在远离儿童的地方。

2.静脉铁剂治疗的药学监护

（1）注意事项

①给予初始剂量静脉铁剂治疗时,输注 60min 内应对患者进行监护,需配

有心肺复苏设备及药物,有受过专业培训的医护人员能对其严重不良反应进行评估。

②有全身活动性感染时,禁用静脉铁剂治疗。

③用右旋糖酐铁时,因为可能会有过敏反应,在第一次治疗剂量之前,建议给予 25mg(铁含量)作为一个试验剂量,并应监测患者至少 1h。可肌肉注射或静脉注射。静脉给药前将右旋糖酐铁 2～4mL(含铁 100～200mg)用氯化钠注射液或 5%葡萄糖注射液稀释至 10～20mL,缓慢注射;或稀释至 100mL 供 4～6h 滴注用。

④蔗糖铁仅供静脉给药,可静脉滴注、缓慢静脉注射或直接通过血液透析者的人造内瘘给药。最好用静脉滴注的方法给药,以减少低血压的危险和药物外漏。首次用药时宜先用试验剂量,事先要准备好心肺复苏设备,给药 15min 后如果无不良反应,继续用完余下的部分。将蔗糖铁 1mL(20mg 铁)稀释于 20mL 0.9%氯化钠注射液中,稀释后应立即使用。滴注速度应严格控制,每 100mg 铁至少 15min;200mg 铁至少 30min;300mg 铁至少 1.5h;400mg 铁至少 2.5h;500mg 铁至少 3.5h 滴入。直接缓慢静脉注射时,速度为每分钟 1mL 未稀释药液(1 安瓿 5mL 需 5min),一次注射勿超过 10mL。

(2)不良反应

常见的静脉铁剂治疗的不良反应有严重过敏反应、口中金属气味、低血压、心动过缓、腹痛、淋巴结肿大、关节痛、血栓性静脉炎等。

3. 铁剂超负荷[12]

机体缺乏对过多铁排泄的机制,所以对铁吸收过高或反复的输血会导致铁超负荷,最终导致血色病。血色病的结果包括皮肤和其他器官的色素沉着、感染和加重感染、肝功能异常、内分泌异常以及心脏疾病,甚至死亡。这些患者通常应用铁螯合剂,一般肠外给予去铁胺。铁中毒时,应用活性炭无效。

二、红细胞生成刺激剂(ESAs)治疗的药学监护

1. ESAs 低反应性原因及处理

按照患者体重指数计算的适量 ESAs 治疗 1 个月后,血红蛋白水平与基线值相比无增加,将患者归类为初始 ESAs 反应低下。稳定剂量的 ESAs 治疗后,为维持血红蛋白稳定需要两次增加 ESAs 剂量且增加的剂量超过稳定剂量的 50%,则将患者归类为获得性 ESAs 反应低下。

ESAs 低反应性最常见的原因是铁缺乏,其他原因包括合并炎性疾病、慢性失血、甲状旁腺功能亢进、纤维性骨炎、铝中毒、血红蛋白病、维生素缺乏、多发性骨髓瘤、恶性肿瘤、营养不良、溶血、透析不充分、应用血管紧张素转换酶抑制剂 ACEI/血管紧张素 Ⅱ 受体拮抗剂 ARB 和免疫抑制剂、脾功能亢进、红细胞生成素抗体介导的纯红细胞再生障碍性贫血(PRCA)等。

(1)ESAs 低反应性的处理

①评估患者 ESAs 低反应性的类型,针对 ESAs 低反应性的特定原因进行治疗;②对纠正原发病因后仍存在 ESAs 低反应性的患者,建议采用个体化方案进行治疗,并评估血红蛋白下降、继续 ESAs 治疗和输血治疗的风险;③对初始和获得性 ESAs 反应低下的患者,最大剂量不应高于初始剂量或稳定剂量(基于体重指数计算)的 2 倍。

(2)重组人促红细胞生成素抗体介导的 PRCA 的处理

1)诊断

重组人促红细胞生成素治疗超过 8 周并出现下述情况,应怀疑 PRCA 的可能:血红蛋白以每周 $5\sim10\mathrm{g/L}$ 的速度快速下降;需要输注红细胞才可维持血红蛋白水平;血小板和白细胞计数正常,且网织红细胞绝对计数小于 $10000/\mu\mathrm{L}$。确诊必须有重组人促红细胞生成素抗体检测阳性的证据,以及骨髓象检查结果的支持(有严重的红系增生障碍)。

2)治疗

因为抗体存在交叉作用且继续接触可能导致过敏反应,为谨慎起见,凡疑似或确诊的患者均应停用任何促红细胞生成素制剂。可应用免疫抑制剂、雄激素、大剂量静脉丙种球蛋白治疗,必要时输血,最有效的治疗是肾移植。

2. 不良反应

(1)高血压

所有 CKD 患者都应监测血压,尤其是初始接受促红细胞生成素治疗时。对于使用促红细胞生成素的 CKD 贫血患者,轻度的血压升高应当看作是改善贫血所产生的反应而非副作用,一般无须因高血压而停止或中断促红细胞生成素的治疗,除非是难以控制的高血压。

(2)癫痫

应用促红细胞生成素治疗的患者,无须担心癫痫发作或癫痫发作频率的改变而限制患者的活动。癫痫病史不是促红细胞生成素的治疗禁忌证。当患者伴有不可控制的高血压或体重指数增加过多时,应防止治疗过程中的癫痫发作。

（3）透析通路血栓

使用促红细胞生成素的血液透析患者,不论其血管通路是自体内瘘还是人造血管,都无须增加对血管通路的检测,亦无须增加肝素用量。

（4）高钾血症

促红细胞生成素治疗使红细胞比容增加、有效血浆容量减少;透析不充分等原因可使血钾升高;促红细胞生成素治疗能促进食欲,食量增加摄钾亦增加。但临床上高血钾的发生率<1%,故无须加强监测。

（5）肌痛及输液样反应

肌痛及输液样反应通常发生在应用促红细胞生成素 1～2h 后,表现为肌痛、骨骼疼痛、低热、出汗等症状,可持续 12h。2 周后可自行消失。症状较重者可给予非甾体抗炎药治疗并减慢促红细胞生成素的输注速度。

（6）高钙血症

尽管促红细胞生成素使钙离子细胞内流增加,但一般不会引起血钙波动。因此在促红细胞生成素治疗过程中,不必过于频繁地监测血钙水平。

（7）其他并发症

有报道显示,促红细胞生成素治疗可导致内膜增生和随后的血管狭窄、深静脉血栓、皮疹、心悸、过敏反应、虹膜炎样反应、脱发等症状,但发生率很低。另一项回顾性纵向队列研究结果显示,随着促红细胞生成素剂量的增加,CKD患者的全因死亡率、心血管疾病病死率以及住院率均随之上升。

3.其他注意事项

（1）与 ACEI、ARB 相互作用

治疗高血压的 ACEI 和 ARB 对于该类药物有拮抗作用,这一点非常重要,因为合并慢性肾功能不全的患者通常服用以上两种药物。

（2）药物使用应注意用前勿振摇,因振摇可使糖蛋白变性而减低其生物效价。由于本品未加防腐剂,仅限一次性应用,剩余部分应弃去。

三、输血过敏反应的药学监护

输血过敏反应通常由供血者血浆中的过敏源而导致,较少由过敏性供血者的抗体引起。有过敏史和过敏性输血反应病史的患者,输血前或开始输血时可预防性给予抗组胺制剂（不能与血液混合）。若发生过敏反应应立刻停止输血。轻度反应通常使用抗组胺药物即可控制,输血可重新开始。严重的过敏反应需要注射肾上腺素,少数情况下需要皮质类固醇治疗。

【典型案例】

案例名称:透析患者合并肾性贫血

1. 主题词

慢性肾脏病;肾性贫血;缺铁性贫血;促红细胞生成素

2. 病史摘要

患者,女,69 岁。因纳差、乏力半个月就诊。高血压病史 5 年,2 年前诊断为慢性肾脏病 4 期,肾性贫血,开始接受琥珀酸亚铁片治疗,7 个月前开始腹膜透析治疗。

(1)体格检查

体重 50kg,BP 140/78mmHg(1mmHg＝133.28Pa),慢性病容,贫血貌,心肺听诊无殊,双下肢无明显浮肿。

(2)实验室检查

红细胞计数 $2.48×10^{12}/L$,红细胞压积 0.23,血红蛋白 74g/L,白细胞、血小板指标正常;血清铁蛋白 119μg/L,转铁蛋白饱和度 12.70%;血尿素氮 13.67mmol/L,血肌酐 637μmol/L。

(3)特殊检查

无。

(4)诊断

慢性肾脏病 5 期;维持性腹膜透析;肾性贫血;高血压病。

3. 药物治疗方案

(1)复方 α-酮酸片

用法:每次 4 片,每日 3 次,口服。

(2)琥珀酸亚铁片

用法:每次 1 片,每日 2 次,口服。

(3)促红细胞生成素针

用法:每次 3000IU,每周 3 次,皮下注射。

(4)硝苯地平控释片

用法:每次 1 片,每日 1 次,口服。

4. 药师分析与建议

(1)治疗方案合理性分析

该患者"慢性肾脏病(CKD)5 期;肾性贫血;高血压病"诊断明确。贫血不仅在慢性肾脏病人群中发病率高,而且贫血的发生率随肾功能的下降逐渐增加。而造成肾性贫血的机制目前认为主要是红细胞生成减少,成人85%的内源性促红细胞生成素(EPO)由肾脏合成,当肾功能下降时,EPO产生逐渐减少,导致红细胞生成减少。CKD患者的营养不良发生率也很高,因此造血原料缺乏也是其发生贫血的重要原因之一。血清铁是合成红细胞的重要原料,铁缺乏是导致红细胞生成刺激剂(ESAs)治疗反应差的主要原因。

本例患者入院时血常规提示血红蛋白74g/L,据相关指南及共识,建议血红蛋白<100g/L时即开始ESAs如EPO治疗。治疗靶目标:血红蛋白≥110g/L,但不推荐血红蛋白>130g/L;重组人促红细胞生成素的初始剂量建议为50~100IU/kg每周3次或10000IU每周1次,腹膜透析患者建议采用皮下注射途径给药。初始治疗的目标是血红蛋白每月增加10~20g/L,应避免1个月内血红蛋白增幅超过20g/L。应根据患者的血红蛋白水平、血红蛋白变化速度、目前ESAs的使用剂量以及临床情况等多种因素调整ESAs剂量。推荐治疗1个月后再调整剂量。

接受ESAs治疗之前,应处理好各种导致贫血的可逆性因素(包括铁缺乏和炎症状态等)。铁蛋白及转铁蛋白饱和度可评估红细胞生成所需的储存铁及功能铁的情况。肾功能不全患者绝大多数伴有食欲不良,甚至厌食等消化系统反应,从而导致营养物质,如叶酸、维生素B_{12}、铁等缺乏。本例患者纳差、乏力半个月,入院时血清铁蛋白119μg/L,转铁蛋白饱和度12.70%,提示患者存在铁缺乏。对于未接受铁剂或ESAs治疗的成年CKD贫血患者,转铁蛋白饱和度≤30%且血清铁蛋白≤500μg/L,则推荐尝试使用静脉铁剂治疗。EPO治疗期间,维持铁蛋白>100μg/L,且TSAT>20%。患者口服琥珀酸亚铁片不能满足铁需求,同时考虑到口服铁剂对胃肠道刺激较大,该铁剂治疗方案需要调整。

(2)药师建议和干预

调整补铁方案为:停用琥珀酸亚铁片,予以静脉补充蔗糖铁100mg,每周3次,1个疗程剂量为1000mg。4周后复查铁蛋白及转铁蛋白饱和度。当血清铁蛋白>500μg/L或转铁蛋白饱和度>30%,则予以口服铁剂维持治疗。建议选用含铁量更高(46%)的多糖铁复合物150mg qd初始剂量。后期根据检验指标,再进一步调整抗贫血药物。

5.药师干预效果

治疗4周后复查,血红蛋白92g/L,红细胞压积0.28,血清铁蛋白638μg/L,转铁蛋白饱和度33%。

参考文献

［1］陈楠,陈晓农.重视慢性肾脏病患者的贫血管理[J].中华内科杂志,2013,52(6):447－449.

［2］蒋飞,蔡美顺,王梅,等.持续质量改进对维持性血液透析患者血红蛋白水平的影响[J].中国血液净化,2015,14(3):152－154.

［3］金有豫.古德曼·吉尔曼.治疗学的药理学基础[M].10 版.北京:人民卫生出版社,2004.

［4］国家药典委员会.中华人民共和国药典临床用药须知[M].北京:人民卫生出版社,2005.

［5］李家泰.临床药理学[M].北京:人民卫生出版社,2007.

［6］李大魁,金有豫,汤光,等.马丁代尔药物大典[M].35 版.北京:化学工业出版社,2008.

［7］Palmer S C. Erythropoiesis-stimulating agents for anaemia in adults with chronic kidney disease：a network meta-analysis［J］. Cochrane Database Syst Rev, 2014, 8 (12)：CD010590.

［8］Egrie J C. Development and characterization of novel erythropoiesis stimulating protein (NESP)[J]. Br J Cancer,2001,8(4)Suppl 1:3-10.

［9］Egrie J C,Dwyer. Darbepoetin alfa has a longer ciculationg half-life and greater in vivo potency than recombinant human erthropoetin [J]. Exp Hematol,2003(31):290-299.

［10］Macdougall I C,Bailon P. CERA for the treatment of renal anemia:an innovative agent with unique receptor binding characteristics and prolonged serum half-life[J]. J AM Soc Nephrol,2003,14:SU P01063.

［11］Campbell N R C,Hasinoff B B. Iron supplements：a common cause of drug interactions ［J］. Br J Clin Pharmacol,1991,31:251-255.

［12］Fine J S. Iron poisoning [J]. Curr Probl Pediatr,2000,30:71-30.

推荐参考指南

［1］肾性贫血诊断与治疗中国专家共识(2014 修订版)

［2］2012 KDIGO 慢性肾脏病贫血的临床实践指南

［3］重组人促红细胞生长素在肾性贫血中合理应用的专家共识(2010 修订版)

第三章　腹膜透析患者
钙磷代谢紊乱的管理

第一节　肾衰患者钙磷代谢紊乱的概念

腹膜透析（peritoneal dialysis，PD）是终末期肾脏病（end stage renal disease，ESRD）替代疗法的重要方法之一，但随着残余肾功能的下降，PD患者的钙磷代谢紊乱问题日渐突出。有报道，在PD治疗后的患者中还普遍存在高钙、高磷、钙磷乘积升高和甲状旁腺功能紊乱现象，临床常常并发转移性钙化和钙化防御等[1]。目前已证实高磷血症和钙磷乘积升高是心脏瓣膜尤其是重要血管钙化的危险因素，可导致心血管事件发生率上升，从而大大降低腹膜透析患者的生存率[2]。研究表明，血磷浓度每升高0.3mmol/L，死亡危险性增加6%；钙磷乘积每升高1000mg/L^2，猝死的相对危险性增加11%[3]。

一、正常人体钙磷代谢

钙、磷主要以无机盐形式存在于体内。成年人体内钙总量约占体重的1.5%，即700～1400g；磷的总量为400～800g。约99.7%的钙与87.6%的磷以羟磷灰石（$Ca_5(PO_4)_3OH$）的形式存在于骨骼和牙齿中。每100mL血浆中的钙含量仅8.5～11.5mg，且其以三种形式存在，即游离钙（Ca^{2+}）约45%，与其他离子结合的复合物约5%，与血浆蛋白结合的约50%，前两者可滤过肾小球而进入肾小管中。血浆中的磷以无机磷酸盐的形式存在，成年人的含量为每100mL 3～4.5mg。

正常人血浆中钙与磷的浓度维持相对恒定，当血磷升高时，血钙则降低。

反之,当血钙升高时,血磷则减少。此种关系在骨组织的钙化中有重要作用。

二、钙代谢异常

1. 低钙血症

患者校正的血清总钙水平低于实验室所设定的正常值低限(<2.10mmol/L)。

2. 高钙血症

患者校正的血清总钙水平高于实验室所设定的正常值高限(>2.50mmol/L)。

3. 血清校正钙

CKD 患者往往伴有低白蛋白血症。当发生低白蛋白血症时,血清离子钙相对增加,血清总钙值就可能会低估血清离子钙的浓度。当血清白蛋白浓度低于 40g/L 时,建议采用校正钙浓度。校正钙浓度公式常用于纠正白蛋白的影响。《肾脏病预后质量指南(K/DOQI)》和《肾脏病改善全球预后(KDIGO)》均推荐采用下列公式计算校正钙浓度:

$$校正钙浓度(mg/dL) = 血清总钙浓度(mg/dL) +$$
$$0.8 \times [4 - 血清白蛋白浓度(g/dL)]$$

三、磷代谢异常

1. 低磷血症

患者血清磷水平低于实验室所设定的正常值低限(<0.87mmol/L)。

2. 高磷血症

患者血清磷水平超过实验室所设定的正常值高限(>1.45mmol/L)。

第二节　肾衰患者钙磷代谢紊乱的评估

一、CKD 5 期矿物质和骨代谢异常(MBD)相关生化指标

根据 K/DOQI 指南的建议,从 CKD 3 期就应开始进行有关的检测和治疗。

监测的指标包括校正的血清总钙、血磷和全段甲状旁腺激素（intact parathyroid hormone，iPTH）水平。CKD 5 期 MBD 相关生化指标检测频率如表 3-1 所示。

表 3-1　CKD 5 期 MBD 相关生化指标检测频率

血　钙	血　磷	ALP*	iPTH	25(OH)D**
1～3 个月	1～3 个月	6～12 个月，若 iPTH 升高可增加频率	3～6 个月	根据基线水平和治疗干预措施决定

　* 碱性磷酸酶（alkaline phosphatase，ALP）

　** 25-羟维生素 D_3

　　而 CKD 5 期初始或大剂量使用活性维生素 D 及其类似物患者，其相关检测指标的检测频率有所增加，如表 3-2 所示。

表 3-2　CKD 5 期初始或大剂量使用活性维生素 D 及其类似物患者相关生化指标检测频率

血　钙	血　磷	iPTH
第 1 个月至少每 2 周一次，次月开始每月一次	第 1 个月至少每 2 周一次，次月开始每月一次	每月监测一次至少持续 3 个月，以后每 3 个月一次

二、全段甲状旁腺激素

　　继发性甲状旁腺功能亢进症（secondary hyperparathyroidism，SHPT）是 CKD 患者常见的严重并发症之一。CKD 患者出现甲状旁腺激素分泌增加，可进一步引起：钙磷代谢紊乱；促进骨转运、骨纤维化和矿化，可形成纤维性骨炎；血管及软组织出现钙化；增加 CKD 患者的心血管死亡率和全因死亡率。但是对于 CKD 患者，也不是 iPTH 越低越好。CKD 患者 iPTH 增加是机体的适应性反应，如果治疗导致甲状旁腺被过度抑制，则可能出现骨转运功能下降或无动力性骨病，这不仅不能提高生存率，据有研究报道[4]还可能增加死亡风险。

　　K/DOQI 指南将 iPTH 作为高转运性骨病和低转运性骨病的预测指标，因此根据不同 CKD 分期确定 iPTH 的目标值，例如将 CKD 5 期患者的 iPTH 目标值确定为 150～300pg/mL[5]。而 KDIGO 指南指出，应根据 iPTH 水平与患者临床终点事件（死亡率、心血管原因死亡和骨折）的关系来确定 iPTH 目标值，将 CKD 5 期患者的 iPTH 目标值确定为参考值上限的 2～9 倍。

三、碱性磷酸酶（ALP）

　　碱性磷酸酶（ALP）确切的生理作用仍不十分清楚，一般认为骨中 ALP 和骨的钙化作用密切相关,成骨细胞中的 ALP 作用产生磷酸,与钙生成磷酸钙沉积于骨中。ALP 检测配合 iPTH 检测能帮助临床推断骨病性质:

(1) ALP>正常水平 2 倍,不可能为低转运性骨病;

(2) ALP 正常,不可能为高转运性骨病。

四、骨化二醇

维生素 D_3 首先在肝脏的维生素 D_3 羟化酶(25-OHase)的作用下转化成骨化二醇。维生素 D_3 在血液中主要以骨化二醇的形式存在,骨化二醇在肾脏进一步被转化成 1,25-二羟基维生素 D_3。1,25-二羟基维生素 D_3 能促进骨对钙的重吸收及小肠对 Ca^{2+} 的吸收。本品除调节体内钙、磷代谢,促进小肠对钙、磷的吸收,促进钙、磷在骨组织中沉积,促进骨的形成,增加骨量外,还可抑制甲状旁腺激素的分泌。

一般,根据基线水平和治疗干预措施决定重复检查的频率。

正常范围:>80nmol/L (30ng/mL)。

五、常见生化指标目标范围

根据 CKD 的不同分期,要求血 iPTH 及钙、磷水平维持在目标值范围。钙磷乘积应<55mg²/dL²(4.52mmol²/L²)。CKD 5 期腹膜透析病人要定期监测 iPTH 及血钙、磷水平达到目标范围(见表 3-3)。

表 3-3　CKD 5 期 iPTH 及血钙、磷水平的目标范围

血钙浓度*	血磷浓度	iPTH
8.4~10.2mg/dL**	3.5~5.5mg/dL	150~300pg/mL
(2.10~2.54mmol/L)	(1.13~1.78mmol/L)	(16.5~33.0pmol/L)

* 血钙浓度应以校正钙为标准,校正钙浓度＝血清总钙浓度(mg/dL)＋0.8×[4－血清白蛋白浓度(g/dL)]。

** CKD 5 期患者血钙、磷浓度应以尽量接近目标值的低限为佳。

第三节　常用药物特点及其临床选择

维持钙磷代谢平衡的药物治疗主要是使用磷结合剂。目前使用的磷结合剂主要包括含钙磷结合剂、非含钙磷结合剂以及含铝磷结合剂。磷结合剂的选

择应基于以下因素:血钙及 iPTH 水平;是否存在无动力性骨病或血管钙化;药物的作用效果及其不良反应。

一、纠正低血钙

对于采用低钙腹透液的透析患者,可增加普通钙腹透液,尽可能减少口服药物的使用。因功能亢进切除甲状旁腺的术后病人,如果出现低血钙现象,一般使用注射剂或联合口服药物治疗。表 3-4 给出了常见各种钙制剂及其用法用量。

表 3-4　常见各种钙制剂及其用法用量

钙制剂种类	含钙量	药物特点	每日常用剂量
碳酸钙	40%	钙含量高,吸收率高,价格相对低	一日 1～1.5g,分次服用,对于维生素 D 缺乏引起的低钙,应同时服用维生素 D
葡萄糖酸钙	9%	钙含量低,溶解度高;每次用量较大,口服不方便,多用于静脉滴注	成人:1g 静脉注射,每分钟注射不超过 0.2g 小儿:按体重 25mg/kg,静脉缓慢注射,但因刺激性较大,本品一般不用于小儿
乐力复合氨基酸螯合钙	—	除含有钙离子以外,还含有人体所需的锌、锶及锰等微量元素	口服:成人一日 1～2g;6 岁以下儿童一日 0.5g,6 岁以上儿童同成人剂量
牡蛎碳酸钙	—	天然生物钙	含服或嚼服,一次 150mg,一日 3 次

二、高血磷的治疗

1. 含钙磷结合剂

目前最常用的含钙磷结合剂是碳酸钙和醋酸钙。含 1000mg 元素钙的碳酸钙可结合食物中约 110mg 磷,醋酸钙可结合约 170mg 磷。碳酸钙只溶于酸性环境,但是许多慢性肾衰竭患者往往缺乏胃酸或长期服用 H2 受体拮抗剂,会影响其效果。醋酸钙则可溶于酸性和碱性环境。此外,枸橼酸钙、乳酸钙、葡萄糖酸钙等也有结合磷的作用,但由于疗效不如前两者及有不良反应的出现,限制了其临床应用。

表 3-5 比较了碳酸钙、醋酸钙的元素钙含量及优缺点。

表 3-5　不同含钙磷结合剂的特点

含钙磷结合剂	剂　型	构　成	优　点	缺　点
碳酸钙	液体、片剂、咀嚼片、胶囊	40%含钙量	有效,随时可用	潜在的高钙血症相关风险,包括骨外钙化和PTH抑制,存在消化道不良反应
醋酸钙	胶囊、片剂	25%含钙量	相比碳酸钙,有更强的磷酸盐结合能力,减少对钙的吸收	同上

药物使用指征:CKD 5 期患者,如果通过限制饮食中磷的摄入和充分透析仍不能控制血磷水平,而血钙水平在正常范围或降低,建议使用含钙磷结合剂。

2. 非含钙磷结合剂

目前常用的非含钙磷结合剂主要包括司维拉姆(盐酸司维拉姆及碳酸司维拉姆)及碳酸镧。表 3-6 给出了常用的非含钙磷结合剂及其特点。

表 3-6　常用的非含钙磷结合剂及其特点

非含钙磷结合剂	剂　型	优　点	缺　点
盐酸司维拉姆/碳酸司维拉姆	片剂、粉剂	有效降磷;不含钙/金属;不被吸收;一些研究发现其较含钙针剂,有减轻冠状动脉或主动脉钙化的作用;降低血浆低密度脂蛋白胆固醇(LDL-C)水平	费用高;出现低钙血症时需补充钙剂;胃肠道不良反应
碳酸镧	咀嚼片	有效降磷;不含钙;咀嚼服用。可减轻主动脉钙化	费用高;胃肠道不良反应

(1)司维拉姆

司维拉姆是一种聚合物,通过结合胃肠道中的磷,达到降低血磷浓度的效果。本药难溶于水,空腹或餐后口服。血浆蛋白结合率高达 98.2%,主要与白蛋白结合。可透过胎盘屏障,在乳汁中有分泌。国内上市使用的是碳酸司维拉姆,单片剂量为 800mg。它与盐酸司维拉姆具有同样的药效学,但由于以碳酸作为缓冲剂,相比盐酸司维拉姆可使其血清碳酸氢根浓度明显升高,避免了盐酸司维拉姆可能引起的代谢性酸中毒。表 3-7 给出了司维拉姆制剂初始使用剂量。

表 3-7　司维拉姆制剂初始使用剂量

血磷水平（mmol/L）	碳酸司维拉姆	盐酸司维拉姆*
1.78＜血磷＜2.42	800mg tid	800mg tid
2.42≤血磷＜2.91	1600mg tid	1200 或 1600mg tid
血磷≥2.91	1600mg tid	1600mg tid

* 参照欧洲说明书。

（2）碳酸镧

碳酸镧是近期在我国上市使用的一种非含钙磷结合剂。碳酸镧单片剂量有 500、750、1000mg 等规格。表 3-8 给出了碳酸镧初始使用剂量。

表 3-8　碳酸镧初始使用剂量

血磷水平（mmol/L）	碳酸镧
1.78＜血磷＜2.42	250mg tid
血磷≥2.42	500mg tid

对两种药物进行的随机交叉研究发现[6]，司维拉姆与碳酸镧具有同等的降血磷作用，药物的不良反应发生率相近。因此，在使用非含钙磷结合剂时，如因某种原因不能继续使用其中一种药物，可换用另一种药物。使用时应注意药物的适用人群及药物不良反应，避免在药物禁忌人群（如肠梗阻、过敏、低磷血症）中使用，同时注意对药物所影响指标的监测。

3. 含铝磷结合剂

如果 CKD 3～5 期的患者血磷水平持续＞2.26mmol/L，可考虑短期（最多 4 周）使用含铝磷结合剂。为避免铝中毒，禁止反复长期使用含铝磷结合剂。含铝磷结合剂是高效的磷结合剂，含 1000mg 元素铝的磷结合剂可结合食物中 200mg 磷。但已有大量研究证明，长期使用含铝磷结合剂可导致铝在骨骼、神经系统沉积，有诱发骨病和神经毒性的潜在铝中毒危险。2009 年 KDIGO 也明确提出，现在有众多非含铝磷结合剂药物可以使用，目前没有证据能确定一个安全的铝剂量，所以应避免长期使用含铝磷结合剂。

如果患者血磷水平持续＞2.26mmol/L，或患者血磷水平＞2.26mmol/L 并需快速降磷以开始活性维生素 D 及其类似物治疗，可短期使用含铝磷结合剂。K/DOQI 指南建议当患者血磷水平＞2.26mmol/L 时，可短时间使用含铝磷结合剂，疗程为 2～4 周。

三、继发性甲状旁腺功能亢进症的治疗

继发性甲状旁腺功能亢进症治疗需遵循两个原则：(1)控制高磷血症，维持血钙水平达标；(2)合理使用活性维生素 D 及其类似物。

活性维生素 D 是治疗 SHPT 的重要药物，不仅有利于继发性甲状旁腺功能亢进症相关骨病的治疗，也有利于 SHPT 所致的全身其他脏器损伤的好转。常用的口服活性维生素 D 药物有骨化三醇、阿法骨化醇；注射剂型如溉纯适用于治疗慢性肾透析病人的低钙血症，能明显降低病人已升高的甲状旁腺激素水平。

但是，使用活性维生素 D 时如果不加以监测，会导致一系列不良后果。因此，必须合理使用活性维生素 D，并严格监测血 iPTH、钙、磷和钙磷乘积(Ca×P)等。CKD 5 期患者，在目标值范围内 iPTH 有明显上升趋势者，建议开始使用小剂量活性维生素 D 及其类似物；如果 iPTH 超过目标值上限，建议可间断使用较大剂量的活性维生素 D 及其类似物治疗。

建议根据 iPTH、血钙、血磷水平对活性维生素 D 及其类似物进行剂量调整。2005 年美国食品药品监督管理局(FDA)已批准活性维生素 D 类似物帕立骨化醇(paricalcitol)胶囊剂用于预防和治疗 SHPT。帕立骨化醇可口服，也可静脉给药。口服给药的初始剂量应根据基础 iPTH 水平而定，有两种给药方案。(1)每日一次给药：iPTH 轻度升高时，初始剂量 $1\mu g$；iPTH 明显升高时，初始剂量 $2\mu g$。(2)每周 3 次给药：基础 iPTH 轻度升高，则初始剂量为 $2\mu g$；如果基础 iPTH 中重度升高，则初始剂量为 $4\mu g$。一般服药后间隔 2～4 周调整剂量。

第四节　钙磷代谢紊乱患者的药学监护要点

一、合理使用活性维生素 D

1. 常见不良反应

常见不良反应有血钙及血磷升高。此外，活性维生素 D 应用不当可使 iPTH 过度抑制，可能导致动力缺失型骨病发生。

2. 注意事项及对策

(1)严密监测血钙、磷、iPTH 及钙磷乘积水平,若有血磷升高,首先积极降磷。

(2)若血钙>2.54mmol/L：① 应减少或停用含钙磷结合剂;有条件时使用非含钙磷结合剂。②根据血钙水平可使用低钙透析液(1.25mmol/L 或更低)透析,透析过程中应密切监测患者的症状及血压。严重高血钙时应减量或停用活性维生素 D,待血钙恢复正常再重新开始使用。

(3)建议活性维生素 D 夜间睡眠前给药,此时肠道钙负荷最低。

二、控制血磷,合理使用磷结合剂

1. 含钙磷结合剂

用于饮食限磷仍不能控制血磷在目标范围的患者。如碳酸钙、醋酸钙等,应于餐中服用,以最大限度地发挥其降血磷的作用。(为了防止高血钙,由含钙磷结合剂提供的总钙量不应超过 1500mg/d,包含饮食在内的总钙摄入量应低于 2000mg/d。)

碳酸钙与洋地黄类药物联合使用时应谨慎。

2. 非含钙磷结合剂

(1)碳酸司维拉姆

严重不良反应有高胆红素血症、转氨酶升高、肝细胞损害以及恶心呕吐。禁用于低磷血症患者和肠梗阻患者。

(2)碳酸镧

1)不良反应:除了头痛和过敏性皮肤反应,主要为胃肠道反应,如果在进餐时服药,这些反应会减轻。如果连续服药,反应也会随着时间而逐渐减轻。

2)服药与进食:进餐时或餐后立即嚼碎后服用(目前上市的为咀嚼片剂型)。不要整片吞服。

3)药物互相作用:本品既不是细胞色素 P450(CYP 450)的底物,也不是其抑制剂。枸橼酸盐与该品单剂 1000mg 同服不影响其的吸收。本品和地高辛、美托洛尔、华法林等药物同服时不影响这些药物的吸收。

3. 执行低磷饮食

限制饮食中磷的摄入，每日摄入量控制在 800～1000mg。含磷量高的食物有麦片、黄豆、冬菇、紫菜、奶粉、肉松、鱿鱼干、动物内脏（猪的心、脑、肝、肾）等，不宜多吃。肉类的含磷量高于植物，为减少肉类中的含磷量，可把肉切成片，用开水煮一下，只吃肉而不喝汤。

【典型案例】

案例名称：慢性肾脏病合并钙磷紊乱

1. 主题词

慢性肾脏病 5 期；腹膜透析；钙磷。

2. 病史摘要

患者女性，76 岁。3 个月前无明显诱因下出现乏力、纳差，伴恶心，无呕吐，每日尿量700mL，夜尿2～3次/晚，无腰酸腰痛，双下肢及颜面部未见浮肿，于当地医院治疗，查肾功能知肌酐 919μmol/L。

（1）体格检查

体重 57kg，BP 160/70mmHg，慢性病容，贫血病容，甲状腺未及肿大，巩膜无黄染，心肺听诊无明显异常，脊柱正常生理弯曲，四肢无畸形。

（2）实验室检查

血红蛋白 61g/L；尿蛋白 1＋；血肌酐 883μmol/L，血钙 2mmol/L，血磷 2.13mmol/L，甲状旁腺激素（PTH）478.6pg/mL。

（3）诊断

慢性肾脏病 5 期；肾性贫血；2 型糖尿病；高血压；继发性甲状旁腺功能亢进症。

3. 药物治疗方案

（1）蔗糖铁注射液 100mg＋0.9％NS 100mL qod ivgtt；

（2）重组人促红素注射液 6000U qod h；

（3）碳酸钙片 0.3g tid po；

（4）骨化三醇胶丸 2μg biw po；

（5）非洛地平缓释片 5mg qm po。

4. 药师分析与建议

（1）治疗方案合理性分析

CKD 患者合并 SHPT 常常存在有严重的钙磷代谢紊乱，可引起全身多系统的损害,包括骨骼严重损害、皮肤瘙痒、贫血、神经系统损害及心血管疾病等。根据 K/DOQI 指南的建议,从 CKD 3 期就应开始监测患者的血钙、血磷和全段甲状旁腺激素(iPTH)的水平,及时纠正钙、磷代谢紊乱,预防 SHPT 的发生,或及时发现 SHPT 并及时治疗,避免给患者造成严重的损伤。

本例患者有血钙低、血磷高、iPTH 明显升高的情况,为中重度 SHPT,需要尽快治疗。对于此类患者,首先应限制饮食中磷的摄入,每日磷的摄入量控制在 800～1000mg,也可以应用磷的结合剂。通常情况下,含钙磷结合剂(如碳酸钙等)使用经济,在临床上容易得到,可以在没有高钙血症的患者中应用。在餐中服用碳酸钙,可以最大限度地发挥降血磷的作用,如果伴有高钙血症,则需要使用非含钙磷结合剂,如碳酸镧等。

按照我国《活性维生素 D 在慢性肾脏病继发性甲旁亢中合理应用的专家共识》意见,对于中重度 SHPT 患者(iPTH 300～500pg/mL)应采用活性维生素 D 大剂量间歇冲击疗法,即每次应用骨化三醇 1.0～2.0μg,每周 2 次,口服,如果治疗 4～8 周后,iPTH 水平没有显著下降,则将每周骨化三醇的剂量增加 25%～50%;一旦 iPTH 降到目标范围(对于 CKD 5 期患者,iPTH 的目标范围为 150～300pg/mL),则将药物剂量减少 25%～50%,此后根据 iPTH 的水平,不断调整剂量,最终选择最小的剂量间断或持续给药,维持 iPTH 在目标范围内。

按照上述专家共识意见,对于 CKD 5 期患者在骨化三醇治疗最初的 1～3 个月内,至少每 2 周测定 1 次血钙、血磷的水平,至少每月测定 1 次(最好每 2 周测定 1 次)血清 iPTH 的变化,以后可改为每月测定 1 次。当 iPTH 达到目标范围后,可每 3 个月测定 1 次。

(2)药师建议和干预

建议活性维生素 D 在夜间睡眠前肠道钙负荷最低时给药。同时每周测定一次 iPTH 值,每 2 周测定 1 次血钙、血磷的水平,根据测定结果进一步调整治疗方案,直至 iPTH 达 150～300pg/mL,再选择常规剂量持续给药。

5.患者预后

患者治疗 23 天后,血磷有所降低,复查 iPTH 为 403.2pg/mL,继续同前治疗,继续监测各项指标的变化。

参考文献

[1] Johnson R J,Feehally J. Comprehensive clinical nephrology [M]. Philadelphia:Hacourt Publishers,2000.

［2］Bloek G A,Hulbert-Shearon T E,Levin N W,et al. Association of serum phosphorus and Ca×P product with mortality rish in chronic hemodialysis patients：a national study[J]. Am J Kidney Dis,1998,31(4):607.

［3］Tentori F,Blayney M,Albert J M,et al. Mortality risk for dialysis patients with different levels of serum calcium,phosphorus,and PTH：the Dialysis Outcomes and Practice Patterns Study (DOPPS)[J]. Am J Kidney Dis,2008,52(3):519.

［4］Kalantar-Zadeh K,Kuwae N,Regidor D L,et al. Survival predictability of time-varying indicators of bone disease in maintenance hemodialysis patients[J]. Kidney Int,2006,70 (4):771.

［5］National Kidney F. K/DOQI clinical practice guidelines for bone metabolism and disease in chronic kidney disease[J]. Am J Kidney Dis,2003,42(4):1.

［6］Kasai S,Sato K,Murata Y,et al. Randomized crossover study of the efficacy and safety of sevelamer hydrochloride and lanthanum carbonate in Japanese patients undergoing hemodialysis[J]. Ther Apher Dial,2012,16(4):341.

其他参考资料

［1］临床用药须知 2010 版
［2］慢性肾脏病矿物质和骨异常诊治指导 2013
［3］活性维生素 D 在慢性肾脏病继发性甲状旁腺功能亢进症合理应用的专家共识

第四章　腹膜透析患者的血压管理

第一节　腹膜透析患者高血压的发生机制与临床表现

一、腹膜透析患者血压管理的重要性

高血压与慢性肾脏病(CKD)互为因果、彼此促进,并可导致 CKD 患者并发心血管疾病(cardiovascular diseases,CVD),临床表现为动脉粥样硬化、血管钙化等动脉血管疾病,以及左心室肥厚(left ventricular hypertrophy,LVH)、左心室扩张、心力衰竭等心肌疾病。CKD 与高血压的相互作用以及导致 CVD 的机制见图 4-1。

对于转向腹膜透析(peritoneal dialysis,PD)作为替代治疗的终末期肾病患者来说,CVD 是导致死亡等不良结局的主要原因。由于高血压与 PD 患者的动脉硬化、容量超负荷等病理生理密切相关,因此目前普遍认为高血压,尤其是升高的收缩压是 PD 患者发生 CVD 事件以及致死的因素之一,而这一因素又是相对可控的,故而对 PD 患者实行合理有效的血压管理,在减少 CVD 事件及保护残余肾功能等方面具有十分重要的意义。

二、腹膜透析患者发生高血压的流行病学与病理机制

通常 PD 患者无须动静脉造瘘,从而减少了动—静脉短路引起循环压力增高的机会,并且 PD 患者体内容量变化持续缓慢,有利于心血管系统稳定,因此

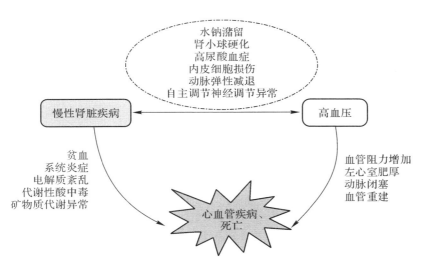

图 4-1　高血压与 CKD 相互促进导致 CVD

理论上说,PD 相较于血液透析治疗可能具有更好地控制血压的优势。然而一项流行病学研究发现,约有 50% 的 PD 患者存在高血压控制不佳[1],对这一部分患者的血压管理,应当综合考虑疾病状态及治疗相关的特殊因素。

1. 高血压的定义

根据《中国高血压防治指南(第 3 版)》,在未使用降压药物的情况下,非同日 3 次诊室测量收缩压≥140mmHg 和(或)舒张压≥90mmHg 定义为高血压;根据血压升高水平,又进一步将高血压分为 1 级、2 级和 3 级,具体见表 4-1。由于 PD 患者并发肾功能损害,无论血压水平在何级,心血管风险水平分层均为很高危。

表 4-1　血压水平分类和定义

分　类	收缩压(mmHg)		舒张压(mmHg)
正常血压	<120	和	<80
正常高值血压	120～139	和(或)	80～89
高血压	≥140	和(或)	≥90
1 级高血压	140～159	和(或)	90～99
2 级高血压	160～179	和(或)	100～109
3 级高血压	≥180	和(或)	≥110
单纯收缩期高血压	≥140	和	<90

2. PD 患者发生肾性高血压的一般机制

无论是原发性肾脏疾病还是高血压性肾病患者，随着疾病进展至终末期进入 PD 等替代治疗时，其发生肾性高血压的一般机制都包括以下几个：(1)肾脏处理水、钠的能力减弱，导致水钠排泄障碍，细胞外液容量负荷过重；(2)肾脏血流低灌注、肾动脉狭窄及肾实质性疾病等病理生理因素，可激活肾素—血管紧张素—醛固酮系统(renin-angiotensin-aldosterone system，RAAS)，收缩血管，并兴奋交感神经系统，引起血压升高；(3)交感神经系统的兴奋，又可直接收缩血管，刺激肾素分泌；(4)前列腺素和缓激肽系统的失衡，表现为前列腺素等收缩血管物质的增加，缓激肽等舒张血管物质的减少，这也是肾性高血压的发病机制之一；(5)其他如甲状旁腺激素水平增加，内皮素、一氧化氮减少等，也参与引起 CKD 患者的血压水平升高；(6)用于治疗 CKD 伴发肾性贫血的促红细胞生成素也可引起血压升高，并可能与非构型高血压有关。同时，高血压又可通过增加肾脏血管压力负荷引起肾血管硬化，引起一系列肾小球及肾小管生理功能和解剖结构的改变，导致残余肾功能的进一步丢失。

3. 控制 PD 患者高血压的特殊因素

容量超负荷是 PD 患者发生高血压及 LVH 的主要因素，也是导致 PD 患者残余肾功能恶化、退出 PD 治疗及死亡的重要因素[2]。容量超负荷在 PD 患者中并不少见，Guo Q 等调查研究发现[4]，中国北方的 PD 患者 66.8% 存在容量超负荷，这些患者 1 年内 CVD 事件的发生率及死亡率显著高于容量正常的 PD 患者。一般来说，PD 患者容量负荷增高的原因包括：(1)钠盐及水摄入过多且清除不足，PD 早期常对钠盐及水的限制问题不够重视，并且由于腹透液与血浆中钠离子浓度梯度差小，血浆中钠离子可通过弥散作用被 PD 清除的极少；(2)营养不良、低蛋白血症在容量超负荷中也有一定作用；(3)腹膜高转运可引起腹膜超滤能力下降、腹膜水通道蛋白功能下降，此外，腹腔淋巴回流增加也是引起超滤能力下降的因素之一；(4)长期应用高渗葡萄糖腹透液可导致腹膜超滤功能衰竭，引起容量负荷增加。限制水钠、控制容量对 PD 患者血压的管理具有十分重要的意义。

4. PD 患者高血压临床表现的特点

收缩压水平升高难以得到有效控制是 PD 患者高血压的重要特点，主要反映了大动脉僵硬度的增加。约有三分之二的 PD 患者血压昼夜节律表现为夜间构型血压消失[4],这与更高的 CVD 风险有关,是 PD 患者在降压治疗中实现 24h 血压平稳控制需要考虑的另一个方面。

第二节　腹膜透析患者的降压治疗

一、PD 患者的血压管理目标

关于 PD 患者的血压管理目标可能有所争议并在修正中。2010 年《腹膜透析标准操作规程》推荐将 PD 患者的血压水平控制在 130/80mmHg 或以下。然而 2 项 Meta 分析证实,对 CKD 患者强化降压治疗未能带来 CVD 或肾脏临床事件的明确获益。因此,2013 年《ESH/ESC 高血压指南》及 2014 年《美国成人高血压治疗指南(JNC8)》建议对包括 CKD 1～5 期在内的患者将血压控制目标放宽至 140/90mmHg 或以下。结合目前有限的研究证据与相关指南的推荐意见,建议控制 PD 患者的血压目标在 140/90mmHg 或以下[5]。多数患者在进入 PD 治疗时已伴发较长的高血压病史,因此在制定降压目标时应根据患者年龄、伴发疾病、残余肾功能等病理生理因素进行个体化考虑。

二、PD 患者的血压监测方法

血压监测的方法主要包括诊室测量血压、家庭自测血压以及动态血压监测(ambulatory BP monitoring,ABPM)。ABPM 可重复性高,能更好地预测 PD 患者预后,目前被认为是监测、确定血压的金标准,但可操作性不高。家庭自测血压是被美国心脏协会及欧洲高血压协会推荐的较为可行的一种患者自我评估及监测血压的方法,具有成本低、患者接受度高、可充分评估昼夜血压变化等优势,相较诊室测量血压具有更好的 CVD 风险预测价值,适用于 CKD 患者高血压诊断及长期血压监测[6]。

家庭自测血压的方法为早晚 2 次(早在晨起服药前测定,晚在晨起服药后至少 12h 或睡前测定)进行家庭自测血压,每次测量 3 遍,计算最接近的 2 次血压的平均值并记录。

三、PD 患者降压的药物治疗及其他控制高血压手段

由于 PD 患者是 CVD 事件的极高危风险人群,因此对确诊高血压的 PD 患

者应立即采取药物治疗。目前各国高血压指南推荐的一线降压药物包括血管紧张素转化酶抑制剂(angiotensin-converting enzyme inhibitor,ACEI)、血管紧张素Ⅱ受体阻滞剂(angiotensin Ⅱ receptor blockers,ARB)、钙拮抗剂(calcium channel blockers,CCB)、β受体阻滞剂及利尿剂。

1. 降压药物治疗应用的基本原则

降压药物从小剂量开始,优先选择长效制剂,联合用药与个体化给药。

(1)小剂量开始

初始治疗时通常应采用较低的有效治疗剂量,并根据需要逐步增加剂量。对于合并心力衰竭的 PD 患者,一般建议滴定使用 ACEI(或 ARB)和β受体阻滞剂至患者可耐受的最大剂量。

(2)优先选择长效制剂

一般首先考虑 1 次/日而有持续 24h 降压作用的长效药物,以有效控制夜间血压与晨峰血压,更有效预防 CVD 事件。

(3)联合用药

目前研究表明[6],我国 CKD 患者联用降压药物治疗比例低,是其血压控制不佳的重要原因之一。大多数 CKD 患者需要使用 3 种或 3 种以上降压药物才能使血压达标。一般来说,5 类一线降压药物(噻嗪类利尿剂不适用于 PD 患者)中的任何 1 种药物按照标准给药剂量可预期降低的收缩压与舒张压分别为 10mmHg 及 5mmHg,但剂量加倍仅能分别再次降低收缩压与舒张压 2mmHg 及 1mmHg(即 Rule of 10 与 Rule of 5)[7]。因此联合使用标准剂量的一线降压药物,或采用固定配比的复方制剂是 PD 患者的血压管理首先应该考虑的治疗方案。

(4)个体化给药

进入 PD 治疗的患者多数合并存在 LVH(左心室肥厚),以及其他如冠心病、2 型糖尿病等伴发疾病,因此在降压药物的选择上应综合考虑是否存在伴发疾病的强适应证。患者的耐受性、依从性及经济能力也是应当考虑的因素。

2. 各类降压药物的特点与选用

(1)ACEI

ACEI 是目前适应证最多的一类降压药物,已被多个大规模临床试验证实可使多种心血管疾病、糖尿病患者获益,尤其适用于心力衰竭、心肌梗死后伴心功能不全、心房颤动预防、糖尿病肾病、代谢综合征等患者。ACEI 被证实可保护 PD 患者残余肾功能[8]，还具有减轻 LVH、抑制肾脏纤维化、降低交感兴奋、改善内皮细胞功能及减轻氧需求的压力等作用，是 K/DOQI 指南推荐的首选药物之一。应当注意的是，所有 ACEI 的消除均有部分通过肾脏进行，PD 的过程不能清除药物，因此对于 PD 患者而言，当肌酐清除率＜10mL/min 时应注意调整给药剂量至常用剂量的 50%～75%，具体见表 4-2。ACEI 最常见的不良反应为持续性干咳，多见于用药初期，症状轻者可坚持服药，不能耐受者可改用 ARB。PD 患者由于肌酐清除率低，容易发生高钾血症，应注意加强监测电解质。其他不良反应有皮疹、血管神经性水肿及味觉障碍等，还应注意 ACEI 可导致促红细胞生成素抵抗，由于 PD 患者常用促红素治疗肾性贫血，二者合用时应根据治疗效果调整剂量。ACEI 的禁忌证为双侧肾动脉狭窄、妊娠妇女。

（2）ARB

ARB 对 PD 患者残余肾功能的保护作用已被证实与 ACEI 相当[8]，其具有与 ACEI 相似的适应证，可作为 ACEI 不能耐受时的替代药物，也是 K/DOQI 指南推荐的首选药物之一。ARB 部分或完全通过胆道排泄途径消除，因此 PD 患者一般不需调整剂量，具体见表 4-2。ARB 类不良反应一般少见，偶见腹泻，但对 PD 而言，ARB 也具有与 ACEI 相似的高血钾及促红素抵抗等不良反应。禁忌证同 ACEI。

（3）利尿剂

肾衰竭患者（eGFR＜30mL/(min·1.73m^2)）通常对噻嗪类利尿剂反应不佳，因此 PD 患者应避免使用噻嗪类利尿剂。对于每日尿量＞100mL 的 PD 患者，应在首选 ACEI 或 ARB 降压后考虑使用袢利尿剂如呋塞米等，这样可以使其在减轻水钠潴留、控制容量方面获益。利尿剂的使用不足、容量控制不到位是我国 CKD 患者高血压控制不理想的重要因素。研究显示，仅有 10% 的容量超负荷 CKD 患者具有双下肢水肿的查体表现，提示临床医生应借助其他辅助手段评价 PD 患者的容量情况，如有必要应加用袢利尿剂或进一步调整剂量。袢利尿剂的主要副作用是低血容量、低钾血症、血尿酸水平升高等，应在用药开始的几周内监测体重和电解质水平。国外的临床实践中呋塞米常可用至 250mg/d 以维持 PD 患者的等容状态[5]，口服的最大剂量为 320～400mg/d。呋塞米随着剂量的增大其利尿效果可出现天花板效应，而可逆性耳聋的不良反应发生风险则显著增加。

（4）CCB

CCB 主要包括二氢吡啶类钙拮抗剂（DHP CCB）与非二氢吡啶类钙拮抗剂

（Non-DHP CCB）。CCB 已被证实可降低终末期肾病患者的全因死亡率[10]。对于 PD 患者而言，CCB 具有延缓肾动脉粥样硬化及钙化的病变进展，纠正继发性甲状旁腺功能亢进症患者的细胞内钙超载等额外获益，且与促红素无相互作用，可纠正促红素引起的高血压。CCB 主要通过肝脏细胞色素 P450 3A4 酶代谢消除，在 PD 患者中使用无须调整。长效的 DHP CCB 如氨氯地平、硝苯地平（控释剂型）等是唯一没有绝对禁忌的降压药物，可作为其他一线降压药物的联合用药，在我国广泛使用且尤其适用于老年高血压、单纯收缩期高血压患者。DHP CCB 类药物的不良反应主要是踝部水肿、头痛、颜面潮红及牙龈增生等，其他短效类药物还有心率加快等不良反应。

地尔硫卓、维拉帕米等 Non-DHP CCB 由于对血管的选择性不高，主要的适应证为变异性心绞痛、快室率心房颤动等，在难治性高血压患者中也被推荐与 DHP CCB 类药物联用[11]。常见的不良反应有抑制心脏收缩功能和传递功能，有时也会出现牙龈增生。主要的使用禁忌证为Ⅱ～Ⅲ度房室传导阻滞、心力衰竭，因此在心功能不全的 PD 患者中限制了使用。

（5）β 受体阻滞剂

β 受体阻滞剂主要包括非选择性 β 受体阻滞剂，选择性 β1 受体阻滞剂及 α、β 受体阻滞剂。一般认为非选择性 β 受体阻滞剂可导致硬化性腹膜炎和腹膜纤维化的发生率增加[12]，因此目前对 PD 患者更倾向于推荐使用无内在拟交感活性、对 β1 受体选择性较高或兼有 α 受体阻滞扩血管作用的 β 受体阻滞剂如美托洛尔、比索洛尔或卡维地洛，这些药物对糖脂代谢、胰岛素敏感性、支气管和外周血管等的不良影响较小。β 受体阻滞剂适用于伴发慢性心力衰竭、快速型心律失常及冠心病或急性心肌梗死后的 PD 患者。β 受体阻滞剂的禁忌证主要是支气管痉挛性哮喘、心动过缓（<60 次/分）或Ⅱ～Ⅲ度房室传导阻滞，常见的不良反应包括肢体冷感、疲劳、胃肠不适等，其他严重的不良反应包括气道阻力增加、严重的心动过缓和房室传导阻滞。应注意长期治疗的患者突然停药可因 β 受体敏感性上调出现原有症状加重的现象，因此撤药时应逐步缓慢，一般至少需 2 周。

（6）其他二线降压治疗药物

通常 CKD 患者需要联用 3 种或 3 种以上的降压药物，一般来说，当一种 RAAS 阻断剂＋CCB＋利尿剂的方案仍难以控制血压时，应考虑加用醛固酮受体拮抗剂或 β 受体阻滞剂/α、β 受体阻滞剂/α 受体阻滞剂。中枢性降压药物是第 5 种需要考虑联用的药物。

1)醛固酮受体拮抗剂

醛固酮受体拮抗剂包括螺内酯或依普利酮(国内未上市),当 RAAS 阻断剂使用一段时间后可出现醛固酮逃逸,血清醛固酮水平的升高可与难治性高血压以及高血压相关的 CVD 有关。螺内酯主要作用于远曲小管与集合管,兼具保钾作用,既可增强袢利尿剂的利尿效果,又可减少低血钾的发生。作为醛固酮受体拮抗剂,螺内酯是 NYHA(纽约心功能分级)Ⅱ级以上心力衰竭患者治疗的"金三角"之一,因此对合并心力衰竭或联用袢利尿剂的患者应联用螺内酯。新发布的 PATHWAY-2 研究结果证实,对难治性高血压的患者加用螺内酯能比其他降压药物更有效地实现血压控制。螺内酯的禁忌证是高血钾(>5.5mmol/L)。PD 患者通常存在肾清除低下的情况,螺内酯合并使用RAAS 阻断剂具有较高的高血钾发生风险,应加强监测电解质水平,此外螺内酯长期使用还可导致男性乳房发育。

2)α1 受体阻滞剂

α1 受体阻滞剂主要适用于高血压伴前列腺增生患者,也用于难治性高血压患者的治疗。开始给药应在入睡前,以预防体位性低血压发生,使用中要注意测量坐、立位血压,建议使用控缓释剂型。体位性低血压患者禁用。

3)中枢性降压药物

中枢性降压药物主要包括可乐定、甲基多巴(国内未上市)等。可乐定通过刺激中枢 α2 受体,抑制中枢交感传出,使心率变慢,周围血管阻力降低,产生降血压作用,可与除 α2 受体阻滞剂以外的其他降压药物联用,也可用于高血压急症。对于 PD 患者一般无须调整剂量,起始剂量推荐为 0.1mg/d。可乐定常见的不良反应为嗜睡、口干,由于其有中枢抑制作用,因此禁用于抑郁症患者。

4)利血平

利血平由于不良反应较大,可引起消化性溃疡及严重的精神问题,目前已很少使用。

3. PD 患者降压药物的给药剂量确定、联用方案比较与给药时机调整

(1)PD 患者降压药物的给药剂量调整

PD 主要是清除小分子物质,通常对各类降压药物难以透析清除,除部分用于儿童的降压药物如依那普利,一般无须考虑透析治疗后追加剂量的问题,因此对 PD 患者给予降压药物时,应根据各类降压药物的药代动力学特性,参考药品说明书及相关专家共识[13]意见,确定相应的调整剂量,具体见表 4-2。

表 4-2 **PD 患者常用降压药物的推荐剂量、药代动力学特性及用药须知**

药物名称	常用剂量	PD 患者建议调整剂量百分比	达峰时间(h)	消除途径	用药须知
利尿剂					
呋塞米	40～80mg bid	100%	0.33～1	肾(肝)	可能出现水、电解质、酸碱平衡紊乱,表现为头痛、肌肉痉挛、口干、低血压、无力、嗜睡等;可能出现血糖、血尿酸增加,并可能使痛风恶化;少见视物模糊、头晕、体位性低血压
美托拉宗	5～10mg qd	100%	1	肾(肝)	
托拉塞米	5～10mg bid	100%	1	肝(肾)	
螺内酯	20～40mg tid	100%	48～72	肝	
β受体阻滞剂					
比索洛尔	2.5～10mg qd	100%	1～3	肝(肾)	严重心动过缓,房室传导阻滞,病窦综合征,严重、不稳定性心衰,支气管痉挛性疾病患者禁用;注意可能掩盖甲亢和低血糖的表现;长期使用者应避免突然停药,在1～2周内逐渐减量停药
美托洛尔	50～100mg bid	100%	1.5	肝	
卡维地洛	25mg bid	50%	2	肝(肾)	
阿罗洛尔	5～15mg bid	100%	2	肾(肝)	
ACEI					
福辛普利	10mg qd	75%	2～4	肾(肝)	可能出现干咳、血管神经性水肿、皮疹、疲劳、味觉异常、白细胞减少、一过性肌酐水平升高、高钾血症;有血管性水肿的病史,对 ACEI 过敏,高钾血症、双侧肾动脉狭窄的患者,以及妊娠妇女禁用;左室流出道梗阻的患者不宜使用
雷米普利	5～10mg qd	25%～50%	1	肾(肝)	
培哚普利	2～8mg qd	25%～50%	3～4	肾(肝)	
贝那普利	5～40mg qd	50%～75%	0.5～1	肾(肝)	
喹那普利	10～40mg qd	50%	1～2	肾(肝)	
赖诺普利	2.5～10mg qd	25%～50%	7	肝	
依那普利	2.5～10mg q12h	50%	1	肾(肝)	
群多普利	0.5～4mg qd	25%～50%	4～10	肾(肝)	
卡托普利	12.5～50mg tid	50%	1～1.5	肾	

续表

药物名称	常用剂量	PD 患者建议调整剂量百分比	达峰时间（h）	消除途径	用药须知
ARB					
替米沙坦	40～80mg qd	100%	0.5～1	肝	主要不良反应为血钾升高，罕见血管神经性水肿；双侧肾动脉狭窄、高血钾、妊娠患者禁用
厄贝沙坦	75～300mg qd	100%	1.5～2	肝	
坎地沙坦	8～35mg qd	100%	3～5	肾（肝）	
缬沙坦	80～320mg qd	100%	2～3	肝（肾）	
奥美沙坦	10～40mg qd	100%	1～2	肝（肾）	
依普沙坦	600～1200mg qd	100%	2～6	肝	
氯沙坦	50～100mg qd	100%	2	肾（肝）	
DHP-CCB					
拉西地平	2～6mg qd	100%	5	肝（肾）	主要不良反应为头痛、面部充血、水肿；短效 DHP-CCB 因可增加发生心血管事件的危险需慎用；对心衰患者推荐使用的 DHP-CCB 为氨氯地平或非洛地平
非洛地平^缓	5～10mg qd	100%	2～5	肝	
硝苯地平^控	30～90mg qd	100%	1～2	肝	
尼卡地平	20～40mg tid	100%	0.5～2	肝	
氨氯地平	2.5～10mg qd	100%	6～12	肝	
Non-DHP-CCB					
地尔硫䓬^缓	180～360mg qd	100%	2～3	肝	主要不良反应为心功能恶化、房室传导阻滞；禁用于严重心动过缓、病态窦房结综合征、窦房结阻滞及、Ⅱ～Ⅲ度房室传导患者阻滞患者
维拉帕米^缓	180～360mg qd	100%	1～2	肝	
中枢性降压药物					
可乐定	0.1mg bid(tid)	100%	3～5	肾（肝）	可能出现嗜睡、头痛、抑郁、乏力、口干、便秘、体位性低血压、水肿、男性性功能障碍；长期使用者避免突然停药
α1 受体阻滞剂					
多沙唑嗪	1～16mg qd	100%	1.5～4	肝	首次服药可能出现体位性低血压，并可导致昏厥；从低剂量开始给药，最好在晚上服药；体位性低血压患者不宜使用
特拉唑嗪	1～20mg qd	100%	0.5～2	肝	

（2）PD 患者降压药物的选择与联用

如前所述，CKD 患者通常需要联合使用降压药物才能控制血压。通常当患者无双侧肾动脉狭窄等禁忌证时，应以 RAAS 阻断剂 ACEI 或 ARB 为首选药物，联用其他包括 CCB、β 受体阻滞剂与袢利尿剂等药物。关于联合使用方案哪种更优，尽管 LIFE 研究、ASCORT 研究及 ACCOMPLISH 研究证实 ACEI＋CCB、ARB＋利尿剂在 CVD 方面获益或降低全因死亡率较其他具有优势，但其研究样本来源并非只针对 PD 患者。对于存在容量超负荷的 PD 患者，应当优先考虑 ACEI 或 ARB＋利尿剂的联用方案。应当注意的是，ONTARGET 研究证实，ACEI 联用 ARB 尽管更容易实现血压控制并可短期减少蛋白尿，但会导致 CKD 患者的肾功能恶化，故为不推荐的联用方案。

在三联降压药物治疗的基础上如患者血压水平仍难以控制在目标值，在无禁忌证的情况下应考虑联用其他二线降压药物。对高血压危象的患者，可予短期静脉使用硝酸甘油或乌拉地尔控制血压，防止恶性 CVD 事件的发生。

（3）PD 患者降压药物的给药时机调整

对于通过 ABPM 或家庭自测血压证实，夜间血压水平升高、昼夜节律消失的患者，应将 1 种降压药物调整到睡前服用，以控制夜间及睡眠期间血压。CKD 患者由于交感激活，夜间收缩压升高有可能造成更严重、范围更大的动脉硬化，夜间服用 1 种降压药物可避免更严重的 LVH 等心功能损害。

4. 降压药物治疗以外的血压控制手段

（1）容量控制

容量控制是 PD 患者控制血压的基石。容量负荷过重是患者对水盐摄入控制不够所致。研究发现，水肿越明显的患者，体液清除也越多，而且水盐清除多的患者并不一定能实现更好的血压控制，相反，水盐清除越多，可能患者水肿越明显，容量负荷越高。所以应综合考虑其多种因素，定期随访患者水盐摄入情况，结合营养学监测数据与容量状况评估食谱，并借助超声测量下腔静脉指数等其他手段评价血管内容量状态，以便推断患者是否存在容量超负荷情况，并为患者推荐较为准确的目标干体重。

（2）定期评估患者的腹膜转运特性

腹膜高转运是 CAPD 患者血压控制不佳的独立危险因素，因此应定期评估患者的腹膜转运特性，对高转运者应合理调整腹膜透析处方，如增加高渗液、应用大分子多聚糖透析液（如艾考糊精）等。后者更适用于容量超负荷、存在顽固性高血压及合并心血管并发症的 PD 患者。

第三节　腹膜透析患者降压治疗的药学监护要点

一、PD 患者对血压控制认识重要性的宣教

研究显示[14]，对 PD 患者进行充分的宣教是减少 CVD 事件的一个重要的可控的因素。由于 PD 患者多数存在血脂异常、糖尿病等多种 CVD 危险因素，应向其充分告知控制血压对减少 CVD 事件的重要作用。鉴于血压管理的长期性，建议患者自购血压仪，通过自测血压方式实现对血压的有效平稳控制。

吸烟和肥胖是另两个与 PD 患者发生 CVD 明确相关的且可被改善的危险因素[14]。因此，提倡戒烟限酒是减少 PD 患者 CVD 危险因素、实现血压控制最有效的生活方式干预的内容之一。虽然戒烟本身不能降低血压，但吸烟可增加卒中、冠心病等 CVD 的整体风险。对吸烟患者，应通过 5 步戒烟干预方案或建议戒烟门诊就诊等手段，督促其实现完全戒烟的目标。由于 PD 患者多数存在负氮平衡或低蛋白血症，肥胖患者可能少见，但通常 PD 患者并发血脂异常，故提倡尽可能进行中等强度的有氧运动以增加降压、降血脂效果。

对 PD 患者的宣教还应包括心理疏导、缓解压力、减少对疾病的焦虑情绪。应告知患者尽量避免或慎重使用升高血压的药物，如糖皮质激素、甘草、麻黄碱等拟肾上腺素类药物（许多感冒药和治疗鼻炎、咳嗽的药物含此成分）以及解热镇痛药等。

二、PD 患者使用降压药物的随访与依从性评估

1. 降压药物初始治疗阶段

降压药物的不良反应是高血压患者中断治疗、依从性不佳的重要原因。调整或采用新的降压方案时，一般在 2～4 周内可通过电话随访或根据门诊随诊情况评估血压控制效果与药物不良反应。对各类降压药物应监护的主要不良反应如表 4-2 所述，但应注意，所有降压药物均可导致低血压的发生。有研究发现约有 10% 的 PD 患者在透析治疗中发生血压改变情况，据推测是由于某些中分子的血管活性物质也可被透析清除导致血压改变，因此对 PD 患者应充分告知治疗过程中监测血压的重要性，如有头晕、黑矇等不适情况应及时就诊。

2. 对长期使用降压药物的 PD 患者

长期使用降压药物的 PD 患者,应定期评估营养情况和容量情况。PD 患者通常需要使用多种治疗药物,可利用患者在腹透中心复诊或门诊取药的时机,采用 Morisky 问卷调查等方式,评估患者服药及血压监测的依从性,对依从性不佳的患者应再次强化教育,并建议设置备忘录、闹钟或通过为患者设计用药时间表格制成单格药盒等手段提高依从性。Morisky 评分的 4 个问题为:(1)是否有忘记服药的经历?(2)是否有时不注意服药?(3)当你自觉症状改善时,是否曾停药?(4)当你服药后自觉症状更坏时是否曾停药? 4 个问题的答案均为"否"时,为依从性好;有 1 个及以上答案为"是"时,为依从性差。

三、容量管理

加强 PD 患者的容量管理,指导患者严格的水钠摄入控制,保持液体平衡是 PD 患者控制血压的重要内容。具体服务内容如下。

(1)指导严格的水钠摄入,每日液体的总量为前 1 日总尿量＋前 1 日超滤量＋500mL,摄盐量为 2～3g。要求患者每天测量和记录血压、体重、尿量和超滤量,正确估算摄入食物的含水量与含钠量,并应反复强调控制水钠的重要性,告知饮食上应避免食用含钠高的食物,如腌制品、火腿、罐装食品等,告知其可通过含服冰块、嚼口香糖等方法缓解口干等技巧,增加控制水钠的依从性。

(2)指导患者观察容量失衡的表现,监测血压和体重情况,如果患者近期体重增加,血压升高,伴胸闷、水肿、头昏、头痛、夜间不能平卧等,表明患者可能有容量超负荷情况,应避免食用牛奶、粥、汤等食物。

(3)设立 PD 患者容量追踪记录表,内容包括患者每次复诊的血压、尿量、体重、超滤量、水肿情况。要求患者每月复诊 1 次,根据上述记录指标有针对性地提出指导建议。

【典型案例】

案例名称：腹膜透析患者伴发高血压

1. 主题词

腹膜透析;高血压;容量超负荷。

2. 病史摘要

患者女性,66 岁。因头晕、乏力一周伴视力模糊入院。患者 7 天前无明显诱因下出现头晕乏力，视力模糊，左眼视物不清，流泪，无恶心、呕吐，无气促，无心前区疼痛，无夜间端坐呼吸，无咳嗽咳痰，无头痛，无腹痛腹泻，无呼吸困难，无畏寒发热，未重视及时就诊，遂至某院门诊就诊。为进一步诊治，门诊拟"慢性肾脏病 5 期、高血压病、维持性腹膜透析状态"收住入院。

病人神清，精神可，胃纳一般，睡眠一般，小便每日约 500mL，大便每日一次，近期体重变化不详。

患者既往有高血压病史 18 余年，最高血压 200/110mmHg，现服用硝苯地平控释片（拜新同）30mg，2 次／日，血压控制尚可；有糖尿病 18 年，现赖脯胰岛素注射液（优泌乐）早 12μg、晚 12μg，餐前皮下注射，血糖控制尚可。3 余年前入院诊断为慢性肾脏病 5 期，开始腹透治疗，现治疗方案为 1.5％＋2.5％低钙腹膜透析液 2000mL，3 次／日 CAPD，每日超滤 500mL 左右，现每日尿量 500mL。

（1）体格检查

体重 66kg，BP 157/69mmHg，慢性病容，轻度贫血貌，颈静脉充盈不明显，全身皮肤、巩膜无黄染，全身浅表淋巴结未及肿大，两肺呼吸音尚清，未闻及干湿性啰音，腹部可见腹透管穿出腹壁，隧道口皮肤正常，双肾区无叩痛，双下肢轻度可凹形浮肿。

（2）实验室检查

尿蛋白 1＋；血红蛋白 94g/L↓；贫血三项：铁蛋白 177.00ng/mL，维生素 B_{12} 435.00pg/mL，叶酸 4.44ng/mL；血肌酐 964.5μmol/L↑；糖化血红蛋白 8.1％↑；电解质：钠 141.7mmol/L，钾 3.98mmol/L；白蛋白 31.9g/L↓。

心超示左房、左室增大，二尖瓣后叶钙化，左室收缩功能减退，左室射血分数 35％。

（3）诊断

慢性肾脏病 5 期，维持性腹膜透析状态，2 型糖尿病，高血压病，心功能 Ⅱ级。

3. 药物治疗方案

（1）复方 α-酮酸片

用法：每次 3 片，每日 3 次，口服。

（2）诺和灵 30R

用法：12μg（早），14μg（晚）皮下注射。

（3）重组人促红素注射液

用法：每次 4000U，每周 2 次，皮下注射。

（4）缬沙坦氨氯地平片（Ⅰ）（80mg/5mg）

用法：每次 1 片，每日 2 次，口服。

第 2 日查体，血压 159/67mmHg，双下肢轻度可凹形水肿。

4. 药师分析与建议

（1）治疗方案合理性分析

患者查心超示左心增大并伴有左心功能减退，查血压未达治疗目标（140/90mmHg），因此入院后将患者既往服用的硝苯地平控释片调整为缬沙坦氨氯地平片（ARB/CCB 单片复方制剂），降压药联用方案是合理的。

患者查心超示心脏结构功能发生改变，ARB 类药物可通过阻断所有经 ACE 或非 ACE 生成的 Ang Ⅱ 与血管紧张素 Ⅱ 1 型受体（AT_1）结合，从而阻断或改善因 AT_1 过度兴奋导致的血管收缩、组织增生、胶原沉积、细胞坏死和凋亡等导致心衰发展的不良作用，因此具有使用缬沙坦的适应证。氨氯地平由于起效平缓，不会反射性兴奋交感系统，不会引起心率加快，是 AHA/ACC 及 ESC 等心衰指南认为可用于心功能不全患者的 CCB 类药物。

根据降压药物联合使用原则，对已使用 1 种降压药物而未达治疗目标的患者，应采用联合治疗方案。2012 年，《单片复方制剂降压治疗中国专家共识》指出，CCB 与 RAAS 阻断剂可产生协同抗动脉粥样硬化的作用，同时 CCB 常见的踝部水肿也可被 RAAS 阻断剂抵消。对于 PD 患者而言，针对改善动脉结构与功能和调节神经内分泌两个环节的降压策略可以协同降压、保护靶器官，并实现平稳降压，减少血压波动。

由于 CKD 患者常常存在夜间血压升高，故根据患者既往用药习惯，嘱予每日 2 次服用降压药物。

（2）药师建议和干预

患者查体见双下肢可凹形水肿，提示可能存在容量超负荷，结合患者每日尿量在 400mL 左右，药师向医师建议使用呋塞米片 20mg，qd 减轻水钠潴留，并可短期补充白蛋白制剂增加血浆胶体渗透压，使组织间液循渗透压差回流入循环，与呋塞米产生协同作用。减轻水钠潴留也更有利于进一步实现血压控制。

5. 药师干预效果

患者使用呋塞米 3 天后血压控制在 135/65～145/70mmHg，出院时双下肢不肿，药师向患者再次强调限制水钠的重要性，并应监测体重以更好地控制血压。

参考文献

[1] Cocchi R，Esposti E D，Fabbri A，et al. Prevalence of hypertension in patients on

peritoneal dialysis：results of an Italian multicentre study[J]. Nephrol Dial Transplant，1999,14(6):1536-1540.

[2] Krediet R T,Balafa O. Cardiovascular risk in the peritoneal dialysis patient [J]. Nature Reviews Nephrology,2010,6(8):451-460.

[3] K/DOQI clinical practice guidelines for cardiovascular disease in dialysis patients[J]. Am J Kidney Dis,2005,45:1-153

[4] Guo Q,Yi C,Li J,et al. Prevalence and risk factors of fluid overload in southern Chinese continuous ambulatory peritoneal dialysis patients [J]. Plos One,2013,8(1)：e53294.

[5] Konings C J,Kooman J P,Schonck M,et al. Fluid status, blood pressure, and cardiovascular abnormalities in patients on peritoneal dialysis[J]. Peritoneal Dialysis International,2002,22(4):477-487.

[6] Ortega L M,Materson B J. Hypertension in peritoneal dialysis patients：epidemiology，pathogenesis,and treatment [J]. Journal of the American Society of Hypertension Jash，2011,5(3):128-136.

[7] Agarwal R,Peixoto A J,Santos S F,et al. Out-of-office blood pressure monitoring in chronic kidney disease[J]. Blood Pressure Monitoring,2009,14(1):2-11.

[8] Law M R,Wald N J,Morris J K,et al. Value of low dose combination treatment with blood pressure lowering drugs：analysis of 354 randomised trials [J]. Bmj, 2003, 326：1427.

[9] Akbari A,Knoll G,Ferguson D,et al. Angiotensin-converting enzyme inhibitors and angiotensin receptor blockers in peritoneal dialysis：systematic review and meta-analysis of randomized controlled trials [J]. Perit Dial Int,2009,29(5):554-561.

[10] 张婧,张爱华,梁素忍,等. 容量负荷与慢性肾脏病患者合并高血压的相关性[J]. 中华高血压杂志,2010,(9):850－854.

[11] Bryan K,Gillen D L,Sherrard D J,et al. Calcium channel blocker use and mortality among patients with end-stage renal disease[J]. Kidney International,2002,61(6):2157-2164(8).

[12] 孙宁玲,霍勇,王继光,等. 难治性高血压诊断治疗中国专家共识[J]. 中华高血压杂志,2013,21(4):321－326.

[13] 曹雪莹,周建辉,蔡广研,等. 腹膜透析患者腹膜转运功能的影响因素及其维护[J]. 中华肾病研究电子杂志,2014(3). DOI:10.3877/cma.j.issn.2095－3216.

[14] Levin N W,Kotanko P,Eckardt K U,et al. Blood pressure in chronic kidney disease stage 5D-report from a Kidney Disease：Improving global outcomes controversies conference[J]. Kidney international,2010,77(4)：273-284.

[15] Krediet R T,Balafa O. Cardiovascular risk in the peritoneal dialysis patient[J]. Nature Reviews Nephrology,2010,6(8):451-460.

其他推荐参考用书

[1] 郝玉明,谢瑞芹,崔玮,等.心血管病安全用药手册[M].北京:人民军医出版社,2010.
[2] 梁慧芬.MIMS 心血管疾病用药指南[M].香港:美迪医讯亚太有限公司,2015.

第五章　糖尿病腹膜透析患者的血糖管理

第一节　糖尿病腹膜透析患者的临床特点

一、糖尿病肾功能损害的病因分类

在腹膜透析合并糖尿病的患者中，肾功能损害的病因大致分为两类：一是糖尿病肾病，约占 60%；二是糖尿病合并其他肾病，如合并缺血性肾病或免疫性肾病，约占 40%[1]。其中糖尿病肾病作为糖尿病全身微血管并发症之一，在临床表现与疾病进展方面均有自身特点。

1. 糖尿病肾病

（1）发病机制

目前认为糖尿病肾病的发病机制是多因素的，主要由血流动力学的改变、氧化应激与糖代谢的紊乱、胰岛素抵抗、细胞因子的作用、遗传背景等各因素所致[1]（见图 5-1）。

（2）临床表现与诊断

根据糖尿病肾病的病程与病理生理的演变过程，将糖尿病肾病分为五期[2]，即肾小球高滤过和肾脏肥大期、正常白蛋白尿期、持续微量白蛋白尿期、临床糖尿病肾病期和终末期肾衰竭。至终末期，肾小球滤过率<15mL/min，尿毒症状明显，需透析治疗。

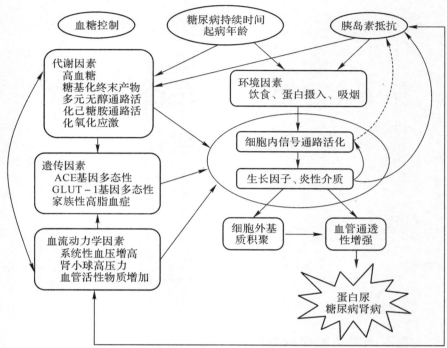

ACE:血管紧张素转换酶；GLUT-1:葡萄糖转运蛋白-1

图 5-1　糖尿病肾病的发病机制

资料来源:黎磊石、刘志红主编的《中国肾脏病学》2008 版

2.糖尿病合并其他肾病

糖尿病同时合并缺血性肾病或免疫性肾病,临床亦不少见。如果临床上短期出现大量蛋白尿、血尿、肾小球滤过率快速下降,要考虑合并免疫性肾病的可能,应根据病史特点、临床表现、实验室检查、影像学依据等与糖尿病肾病进行鉴别诊断,必要时应考虑肾病理检查。当肾功能下降,进展至肾小球滤过率＜10mL/min时,需透析治疗。

二、糖尿病腹膜透析患者的血糖控制

糖尿病患者无论何种原因,一旦进展到终末期肾病,都需透析治疗。腹膜透析是糖尿病患者可选择的透析方法之一,由于透析液、透析方式对血糖的影响,此类病人的血糖控制尤为关键。

1.血糖控制的重要性

英国糖尿病前瞻性研究(the united kingdom prospective diabetes study, UKPDS)证实,糖尿病患者的 HbA1c(糖化血红蛋白)每升高 1%,则相关心血管事件及全因死亡率增加 14%。故糖尿病患者血糖控制是根本。对于糖尿病腹透患者而言,腹膜透析时透析液葡萄糖负荷及透析液中葡萄糖降解产物可导致腹膜终末期糖基化产物沉积,而糖尿病本身可使糖基化产物沉积水平进一步升高,最终导致腹膜结构和功能的改变,从而影响糖尿病腹膜透析患者的透析充分性及长期的生活质量[3]。

2.血糖控制的特殊性

腹膜透析方式有多种,包括间歇性腹膜透析、持续非卧床腹膜透析、自动化腹膜透析等。间歇性腹膜透析不宜作为长期的透析方式,自动化腹膜透析需要自购机器操作,经济负担较重,故目前绝大多数患者采用持续不卧床腹膜透析,这意味着 24h 无空腹状态。腹透液留腹时间愈长,腹透液中葡萄糖被机体吸收得愈多,这使得晨起的血糖不是严格意义上的空腹血糖,目标值应适度放宽。以每天 1.5%腹透液 6000mL 为例,腹透液中含葡萄糖 90g,机体约吸收 50g,这额外的糖负荷对于糖尿病患者而言增加了控制血糖的难度。

3.血糖控制目标

近来 ACCORD 研究(action to control cardiovascular risk in diabetes,糖尿病心血管危险因素控制,美国)、ADVANCE 研究(action in diabetes and vascular disease: preterax and diamicron modified release controlled evaluation,糖尿病和心血管病:百普乐及达美康缓释片对照评估研究,澳大利亚牵头组织的全球项目)、VA-DT 研究(the veterans affairs diabetes trial,退伍军人糖尿病研究,美国)发现,将 HbA1c 控制在 6%或 6.5%以下并不能相应降低心血管疾病的风险,目前仍推荐 HbA1c 7%以下,空腹血糖 4.4～7.2mmol/L,餐后血糖 10mmol/L 以下[3]。根据 2014 年美国糖尿病治疗指南,对于有严重微血管并发症的患者(腹膜透析人群归于此类),HbA1c 应控制在 8%以下[4]。《糖尿病肾病防治专家共识(2014 版)》指出,慢性肾脏病 5 期患者的 HbA1c 易被低估,建议检测糖化血清白蛋白反映血糖控制水平更可靠[5]。《中国成人住院患者高血糖管理目标专家共识》指出,特殊人群(含肝肾功能不全)血糖控制为宽松目标,空腹血糖 8～10mmol/L,餐后血糖 10～12mmol/L,最高可达 13.9mmol/L[6]。腹膜透析人群可参考此目标值。糖尿病肾病患者进入腹膜透析阶段后由于糖尿病病史已较长,往往血糖波动较大,容易诱发低血糖,故血糖控制目标宜进一步个体化。

第二节　糖尿病腹膜透析患者的降血糖药物治疗

一、降血糖药物的遴选

1.胰岛素制剂

伴糖尿病的腹膜透析患者控制血糖首选胰岛素制剂。外源性胰岛素可自由通过肾小球滤过屏障,滤过后大部分胰岛素被近端肾小管上皮细胞重吸收,之后被酶降解为蛋白肽片段,进入血液循环被清除。腹膜透析患者可皮下注射或腹腔内注射胰岛素。腹腔内给药可使药直接进入门静脉系统,吸收速度较快而且稳定,血糖波动较少,但另一方面,腹透液中的胰岛素约有 65% 被吸附在透析管道中,且腹膜对胰岛素的吸收与腹膜溶质转运状态息息相关,个体差异较大。高腹膜溶质转运状态时有可能导致肝包膜下和肝脏脂肪变性。糖尿病腹膜透析患者长期腹腔内注射胰岛素易致腹膜炎的发生[3]。目前,临床上仍以皮下注射胰岛素为主。

2.口服降糖药

目前,有关糖尿病腹膜透析患者使用口服降糖药的有效性及安全性的研究较少。2013 年,《2 型糖尿病合并慢性肾脏病患者口服降糖药用药原则中国专家共识》建议,至 CKD 5 期(GFR<15mL/min)包括透析患者仅有瑞格列奈可以安全应用[7]。刘伏友和彭佑铭指出,格列美脲或米格列奈适用于 β 细胞功能正常的 2 型糖尿病终末期肾病患者,罗格列酮在 2 型糖尿病腹膜透析患者中的研究表明该药可显著减少胰岛素用量,降低 C 反应蛋白水平,可作为糖尿病终末期肾病患者控制血糖的一线用药[3]。黎磊石和刘志红指出,血液透析患者可选用格列吡嗪、格列齐特、瑞格列奈、罗格列酮、吡格列酮及依克那肽,其中格列吡嗪、格列齐特、瑞格列奈无活性代谢产物,在肾功能不全患者中不增加低血糖风险[1]。总之,腹膜透析患者口服降糖药的选择尚无定论。

二、降血糖药物的特点

1.已上市的胰岛素种类及其特点

目前临床常用的胰岛素包括人胰岛素及胰岛素类似物,人胰岛素较动物胰岛素具有免疫原性低、长期使用安全可靠的优点。胰岛素类似物通过改变人胰岛素结构从而改变药代动力学特点。它分为短效及长效胰岛素类似物。短效胰岛素类似物比短效人胰岛素起效更快,作用持续时间更短,故又称速效胰岛素,餐后 2～5h 及夜间发生低血糖的风险较低;长效胰岛素类似物比中效人胰岛素作用持续时间更长,且没有明显的峰谷现象,故又称基础胰岛素,夜间低血糖风险较低。而中效人胰岛素若作为基础胰岛素使用则平台时间短,吸收曲线变异大,低血糖风险较高[8]。预混胰岛素分为预混胰岛素类似物及预混人胰岛素。预混胰岛素类似物将速效胰岛素与相应的低精蛋白锌制剂按 25%:75%、30%:70%、50%:50%三种比例混合而成;预混人胰岛素将短效人胰岛素与中效人胰岛素按 30%:70%、50%:50%两种比例混合而成。预混胰岛素类似物起效较预混人胰岛素快,因而给药时间具有随餐性强的特点,对患者而言灵活性更高,不易遗忘用药。具体胰岛素制剂的作用特点见表 5-1[8]。

表 5-1　胰岛素制剂的作用特点

种　类	起效时间	峰值时间	作用持续时间	给药时间特点
预混胰岛素				
赖脯胰岛素 25 或 50 剂型	5～15min	双峰	10～16h	餐前 15min 或餐后即刻
门冬胰岛素 30 剂型	5～15min	双峰	10～16h	
人胰岛素 30R 或 50R	30～60min	双峰	10～16h	餐前 30～45min
长效胰岛素类药物				
地特胰岛素	3～8h	无峰	5.7～23.2h	2 型糖尿病 qd,1 型糖尿病 bid
甘精胰岛素	2～4h	无峰	20～24h	
速效胰岛素				
谷赖胰岛素	5～15min	30～90min	3～5h	餐前 0～15min 或餐后 15min 内
赖脯胰岛素	5～15min	30～120min	3.5～4.75h	
门冬胰岛素	5～15min	30～90min	3～5h	

续表

种　　类	起效时间	峰值时间	作用持续时间	给药时间特点
短效胰岛素				
常规人胰岛素	30～60min	2～3h	5～8h	餐前30～45min
中效胰岛素				
低精蛋白锌人胰岛素	2～4h	4～10h	10～16h	qd～bid

2. 口服降糖药种类及其特点

　　腹膜透析患者使用口服降糖药的临床经验较少。口服降糖药在腹膜透析人群中的药代动力学特性尚不明确。表5-2给出的关于口服降糖药的一些基本药代动力学特点及药效学指标,则是参考了一些口服降糖药应用的专家共识[7,9],但共识中与药品说明书相左的信息已按说明书修正。

表5-2　口服降糖药的作用特点

种类名称	HbAlc降幅（%）	半衰期（h）	作用持续时间(h)	代谢产物	排泄途径	肾功能不全时的应用(GFR)(mL/min)
磺脲类促泌剂(格列齐特及格列吡嗪指缓控释剂型)						
格列本脲	1～2	10	24	有活性	肝肾各50%	GFR<60禁用
格列喹酮	1～2	1.5	2～3	无活性	胆道,代谢物尿5%	GFR<15禁用
格列齐特	1～2	12～20	24	无活性	尿,其中原形物<1%	GFR<30禁用
格列吡嗪	1～2	2～5	24	无活性	代谢物尿80%,粪10%	信息有限
格列美脲	1～2	5～8	24	有活性	代谢物尿58%,粪35%	未积累经验
非磺脲类促泌剂						
瑞格列奈	0.5～2	1	4～6	无活性	代谢物胆汁,尿<8%	谨慎使用
那格列奈	0.5～2	1.5	1.3	有活性	尿原形物6%～16%,代谢物尿83%,粪10%	谨慎使用

续表

种类名称	HbAlc 降幅（%）	半衰期（h）	作用持续时间(h)	代谢产物	排泄途径	肾功能不全时的应用(GFR)(mL/min)
噻唑烷二酮类						
罗格列酮	1～1.5	3～4	24	无活性	代谢物尿 64%，粪 23%（尿无原形物）	无须调整剂量
吡格列酮	1～1.5	3～7	24	有活性	胆汁,尿 15%～30%	GFR<30 禁用
α-葡糖苷酶抑制剂						
阿卡波糖	0.5～0.8		不吸收			GFR<25 禁用
伏格列波糖	0.5～0.8		不吸收			谨慎使用
DPP-4 抑制剂(二肽基肽酶 IV 抑制剂)						
西格列汀	0.6～1.1	12.4	24	无活性	尿原形物 70%	减量使用
沙格列汀	0.6～1.1	2.5	24	有活性	尿 75%,粪 22%	透析患者禁用
维格列汀	0.6～1.1	2	24	无活性	尿原形物 23%，代谢物尿 85%，粪 15%	经验有限,GFR<50 禁用
利格列汀	0.6～1.1	>100		无活性	原形经肠肝系统 80%,尿 5%	无须调整剂量
双胍类						
二甲双胍	1～2	4	5～6	不代谢	原形经肾 90%	GFR<45 禁用

根据药品说明书,伏格列波糖、利格列汀在重度肾功能不全者中可应用。透析患者可酌情选用的品种有瑞格列奈、那格列奈、罗格列酮、西格列汀,其中,仅西格列汀明确可以用于腹膜透析患者,其余药品应用信息均来自血液透析患者。需要指出的是,罗格列酮尽管在透析患者中无须调整剂量,但其具有水钠潴留、诱发或加重心衰的不良反应,由于糖尿病腹膜透析患者往往存在容量超负荷的问题,故其用于糖尿病腹膜透析人群需充分考虑心衰发生的风险,权衡利弊,谨慎使用。

三、常见降血糖方案的选择

对于糖尿病腹膜透析患者,可选用胰岛素单用或与口服降糖药联用,需详细监测评估患者全天的血糖情况,根据血糖升高的数值大小及血糖升高的时间点选择适宜的降糖方案,使空腹血糖(晨起未进餐前血糖)、三餐后血糖达到目标值,同时又要避免低血糖的发生。胰岛素腹腔给药的吸收程度与患者腹膜转运功能密切相关,个体之间差异较大。鉴于腹腔给药不是目前的主流方案,本文介绍的仍是胰岛素皮下注射方案。

1. 以空腹血糖升高为主

可选择基础胰岛素治疗,即长效胰岛素类似物或中效人胰岛素,若 HbA1c ≤8%,则起始剂量建议 10U/d,或 0.1～0.2U/(kg·d),若 HbA1c 为 8%～10%,起始剂量建议 0.2～0.3U/(kg·d)。如果空腹血糖不达标,每 2～3d 增加 1～2U 或 10%～15%的剂量直至血糖达标;如果出现低血糖,纠正病因后减少 4U 或 10%～20%的剂量[10]。(胰岛素剂量住院患者每 2～3d 调整,门诊患者 5d 左右调整,以下同。)

2. 以餐后血糖升高为主

(1)口服降糖药

可选择非磺脲类促泌剂或 α-葡糖苷酶抑制剂,尤其对于以食用碳水化合物为主的患者,后者不失为一种较为适宜的选择。非磺脲类促泌剂应在餐前 15min 内服用,α-葡糖苷酶抑制剂应在进食第一口时随餐服用。起始均以小剂量口服,根据血糖逐步增加剂量。瑞格列奈单次剂量 0.5mg,那格列奈 60mg,α-葡糖苷酶抑制剂 0.2mg,一日给药 1～3 次均可,次数根据三餐后血糖值而定。

(2)胰岛素

应选择餐时胰岛素,即速效胰岛素,餐前即时注射,若遗忘亦可在餐后 15min 内注射。起始剂量建议单次 4U,或 0.1U/kg,或为基础剂量的 10%。若餐后血糖不达标,每 2～3d 增加 1～2U 或 10%～15%的剂量直至血糖达标;若出现低血糖,纠正病因后减少 2～4U 或 10%～20%的剂量[10]。

3. 空腹血糖及餐后血糖均升高

(1)基础胰岛素联合餐时胰岛素

对于接受基础或预混胰岛素治疗仍不能达标者,以及有低血糖但 HbA1c≥10%的患者,该方案灵活性较好,有利于血糖达标,但给药次数较多,患者操作不便。

（2）预混胰岛素

通常以一日 2 次给药方案为主，给药次数较少，患者操作方便，但血糖波动可能较大。起始日剂量建议 10～12U，或 0.2～0.4U/kg，将 1 日胰岛素总量分为上午和下午 2 次注射，原则上早餐前三分之二量，晚餐前三分之一量；或早晚餐前各二分之一量，剂量可进一步个体化。若血糖不达标，每 2～3 天增加 1～2U 或 10%～15% 的剂量直至血糖达标；若出现低血糖，纠正病因后减少 2～4U 或 10%～20% 的剂量[10]。预混人胰岛素疗效不佳时可考虑选择预混胰岛素类似物[11]。目前，预混胰岛素类似物有 1 日 3 次的给药方法，主要针对中餐后血糖控制不佳的患者，该类患者若为控制中餐后血糖而增加早餐前剂量，则易导致早餐后低血糖，故可在中餐前增加一次剂量，以低剂量注射为宜，应避免晚餐后出现低血糖。

（3）胰岛素联合口服降糖药

1）基础胰岛素联合口服降糖药

基础胰岛素用以控制空腹血糖，口服降糖药用以控制餐后血糖，可选择非磺脲类促泌剂或 α-葡糖苷酶抑制剂。

2）预混胰岛素联合口服降糖药

预混胰岛素可联合 α-葡糖苷酶抑制剂，不推荐与非磺脲类促泌剂联用[11]。

3）胰岛素联合 DPP-4 抑制剂

目前，中国食品药品监督管理总局（CFDA）尚未批准胰岛素联用 DPP-4 抑制剂的适应证，但美国 FDA 和欧洲药物管理局（EMA）均已批准该适应证，这种联合方案可改善血糖控制，减少血糖波动，降低胰岛素剂量，不增加低血糖发生的风险及体重。

（4）DPP-4 抑制剂

DPP-4 抑制剂增加肠促胰岛激素水平，并降低胰高糖素水平。西格列汀是唯一可用于腹膜透析人群的 DPP-4 抑制剂，25mg qd。除西格列汀外尚不知其他同类药品在腹膜透析人群中的应用信息。作为上市不久的新药，其安全性尤其是长期安全性有待于进一步的观察与研究。

（5）胰岛素增敏剂

罗格列酮可以减轻胰岛素抵抗，降低血糖，起始剂量 4mg，qd。但在腹膜透析患者中使用时应充分评估心衰发生的风险，只有确认获益明显大于风险时才酌情考虑应用。罗格列酮与胰岛素合用使充血性心衰和心肌缺血的危险性升高，故不推荐合用。

第三节   糖尿病腹膜透析患者降血糖治疗的药学监护要点

一、避免低血糖的发生

糖尿病腹膜透析尤其是糖尿病肾病患者,一方面由于糖尿病病程较长,血糖常常波动较大;另一方面,无论是外源性胰岛素还是口服降糖药在体内的半衰期延长,排泄减慢,都容易导致低血糖的发生。糖尿病患者血糖≤3.9mmol/L 即可诊断为低血糖。在调整降糖药剂量时首先应确保避免低血糖。一些老年糖尿病或糖尿病病程久的患者,由于周围神经病变或自身代偿能力的减退,会发生无症状低血糖,此外,若患者合并使用 β 受体阻滞剂,可能会掩盖低血糖的症状,故这类患者调整药物剂量时尤应密切监测血糖。晨起血糖升高,应避免一味增加降糖药剂量,谨防 Somogyi 现象,即由于夜间低血糖而导致晨起高血糖,此时应降低药物剂量。当发生低血糖时,神志清醒可吞咽者口服 15～20g 葡萄糖或碳水化合物,需注意,服用 α-葡糖苷酶抑制剂的低血糖患者必须口服葡萄糖,不能安全进食或严重低血糖者须静脉给予葡萄糖。

二、血糖达标情况

通过监测空腹血糖、三餐后血糖、糖化血红蛋白评估患者的血糖达标情况。根据血糖升高的具体情况,结合降糖药的作用特点,选择适宜的降糖药及给药剂量。对于容易发生低血糖的患者酌情进一步放宽目标值。对于糖尿病腹膜透析患者,尤其是老年人,血糖目标值需充分个体化。

三、评估营养状况

糖尿病腹膜透析患者不建议采取过于严格的饮食控制来达到降血糖的目的。腹膜透析会丢失较多的体内营养物质,建议腹膜透析患者摄取优质高蛋白饮食以保证营养供给平衡。因此,对于糖尿病腹膜透析患者首先应评估营养状况,只有在营养达标的前提下才能再评估血糖是否达标。这类患者血糖管理须同时兼顾营养与血糖的达标,这样才能起到改善患者生活质量及预后的作用。

四、评估腹膜透析的充分性

糖尿病肾病患者由于腹膜毛细血管病变,腹膜通透性增高,超滤功能较差,容易产生水钠潴留,容量负荷过重,同时因腹膜通透性高而使体内蛋白质丢失,导致血浆蛋白低下,水分聚积于组织间隙,增加水分清除的难度,故容量不容易达到平衡,易发生心功能不全,达到透析充分性的难度较大,临床上通常通过增加腹膜透析次数或增加腹透液中葡萄糖浓度来解决,但这样就增加了糖负荷,导致高血糖。而高血糖导致的口渴又会促使患者摄水过多,从而进一步加重容量超负荷。因此,这类患者降糖方案的制订或调整需关注腹膜透析方案的变动,在评估血糖达标情况的同时应评估腹膜透析容量平衡,只有在腹透充分性保证的前提下控制血糖才有意义。

五、降糖药物的主要不良反应及相互作用

1.胰岛素制剂

胰岛素制剂最常见的不良反应是低血糖,其次是体重增加。低血糖的监护已在前文表述。体重增加对糖尿病腹膜透析患者而言首先要评估容量问题,可能需调整腹透方案,以达到容量平衡。

2.口服降糖药

(1)非磺脲类促泌剂

作用维持时间较短,低血糖发生率相对较低,该类药又称口服的餐时血糖调节药,宣教患者随餐服用,不进餐则不服药,最大限度地避免低血糖。注意药物相互作用,瑞格列奈经 CYP2C8、CYP3A4 代谢,吉非贝齐、甲氧苄啶、克拉霉素、伊曲康唑可能增强其降糖作用,而利福平、卡马西平、苯妥英钠则减弱其降糖作用。那格列奈经 CYP2C9、CYP3A4 代谢,以 CYP2C9 为主,药物相互作用相对较少。

(2)噻唑烷二酮类

水钠潴留,诱发或加重心衰,心功能Ⅲ、Ⅳ级者禁用。用药前选择适宜的患者,用药后监测患者体重及浮肿情况,一旦有水钠潴留现象及时停药。长期使用注意骨折风险。定期监测肝功能,注意视力变化(黄斑水肿)。罗格列酮主要经 CYP2C8 代谢,吉非贝齐可增强降糖作用,利福平会减弱降糖作用。

（3）α-葡糖苷酶抑制剂

主要是消化道反应，恶心、腹胀、腹泻，从小剂量起服用可以增加患者的耐受性。极个别患者可能出现肝损害，应定期检查肝功能。

（4）DPP-4 抑制剂

西格列汀的不良反应主要是上呼吸道感染、鼻咽炎、头痛，与胰腺炎的相关性尚不明确。由于其降糖作用具有葡萄糖依赖性，故低血糖发生的风险较低。

六、降糖药物使用注意事项

注意及时对患者进行用药宣教以促进降糖药应用的安全有效。首先是正确的药物使用方法，尤其是胰岛素制剂，各种笔的装置不同，使用方法有差异，只有正确的方法才能保证正确的剂量注入。其次，降糖药正确的使用时间是保证血糖控制及预防低血糖的关键因素之一。最后，正确的药物储存方法，尤其是胰岛素制剂，未拆开使用前应冰箱冷藏（2～8℃），一旦开封使用后常温保存。

【典型案例】

案例名称：糖尿病腹膜透析患者的血糖控制治疗

1. 主题词

糖尿病；腹膜透析；血糖控制。

2. 病史摘要

患者，女性，52 岁。口干多饮 10 年余，维持性腹膜透析 2 年余，诊断为 2 型糖尿病、糖尿病肾病 V 期、CKD 5 期、维持性腹膜透析。腹膜透析方案为 1.5% 低钙腹透液一日 6000mL/2000mL IPD 治疗，每日尿量 400～500mL。近日，患者感乏力明显，有恶心泛酸、胃胀不适、口渴欲饮、双下肢轻度浮肿。近期体重有轻度增加。为进一步诊治收治入院。

（1）体格检查

体温 37.1℃，心率 80 次/分，血压 147/76mmHg，神清，精神尚可，慢性病容，甲状腺可触及肿大结节，心肺听诊基本无殊。脐下左侧可见一手术疤痕，腹透管隧道口干洁。腹软无压痛，肝脾肋下未及，双下肢轻度浮肿。

（2）实验室检查

血尿素氮 25.94mmol/L，血肌酐 1111μmol/L，血尿酸 464μmol/L，空腹血糖 7.65mmol/L，血白蛋白 35.4g/L，血红蛋白 76g/L，糖化血红蛋白 6.1%。

（3）诊断

2 型糖尿病；糖尿病肾病Ⅴ期；CKD 5 期；维持性腹膜透析；肾性贫血；肾性高血压；糖尿病视网膜病变；慢性胃炎；甲状腺结节。

3.药物治疗方案

（1）第一阶段

1）1.5％低钙双联腹膜透析液 6000mL

用法：2000mL IPD。

2）精蛋白锌重组预混人胰岛素针

用法：20U、8U 分别于早、晚餐前半小时皮下注射。

（2）第二阶段

1）1.5％低钙双联腹膜透析液 6000mL

用法：2000mL CAPD。

2）精蛋白锌重组预混人胰岛素针

用法：22U、12U 分别于早、晚餐前半小时皮下注射。

（3）第三阶段

1）1.5％ 低钙双联腹膜透析液 6000mL 及 2.5％ 低钙双联腹膜透析液 2000mL

用法：2000mL CAPD。

2）精蛋白锌重组预混人胰岛素针

用法：24U、12U 分别于早、晚餐前半小时皮下注射。

用法：26U、12U 分别于早、晚餐前半小时皮下注射。

用法：28U、14U 分别于早、晚餐前半小时皮下注射。

3）阿卡波糖片

用法：50mg，一日 3 次，随餐口服。

4.药师分析与建议

（1）治疗方案合理性分析

患者入院时根据既往的腹透方案，每日 1.5％低钙双联腹膜透析液 6000mL IPD（间歇性腹膜透析，夜间腹透液不留腹）治疗，预混人胰岛素一日 28U，血糖控制尚可。经实验室检查，血尿素氮及血肌酐过高，贫血较重，血尿酸偏高，考虑溶质清除不充分，调整腹透方案为 CAPD（24h 持续腹膜透析）。第二天，患者晨起血糖较入院前升高，达 9～10mmol/L，因此晚餐前胰岛素剂量增加 4U，以控制晨起血糖水平。进一步行腹膜透析充分性评估，发现溶质清除指数不达标，同时存在容量负荷过重，故增加 2.5％低钙双联腹膜透析液 2000mL 加强超滤。随后患者的血糖出现明显的升高,早餐后血糖高达 17~19mmol/L,故早餐前胰岛素剂量增加 2U,但早餐后血糖仍未能控制,故每 2 日增加 2U,至早餐前胰岛素剂量为 26U。监测血糖 3 天后,发现晨起血糖波动在 7~9mmol/L,餐后血糖波动在 16~19mmol/L,故再次增加胰岛素剂量,早餐前增至 28U,晚餐前增至 14U,考虑胰岛素日剂量已达 42U,不宜进一步加大剂量,因此联合一日 3 次口服阿卡波糖片,加强餐后血糖控制。之后血糖水平趋于稳定。腹透方案调整后,溶质清除增加,超滤量亦增加,患者自觉症状好转,双下肢浮肿消退。

对于糖尿病腹膜透析患者,血糖水平控制的理想与否必须以腹透充分性为前提,该患者因长期的 IPD 治疗导致溶质清除不足,故更改透析方式并增加透析剂量。随着透析方案的更改,血糖随之明显上升。首先 CAPD 的透析模式意味着夜间留腹的腹透液中葡萄糖的持续吸收,必然影响第二天晨起的血糖水平;其次增加 2.5% 的腹透液意味着腹透液中葡萄糖浓度的升高,即葡萄糖吸收量的增加,故明显升高了白天的血糖水平。因此,根据监测的一日 4 次(晨起及三餐)血糖水平,逐步增加胰岛素剂量。当胰岛素日剂量达 42U 时,考虑胰岛素剂量若再增加,一方面易导致水钠潴留问题,增加腹透患者的容量负荷,另一方面长期的 2 型糖尿病患者往往存在胰岛素抵抗,剂量的增加不一定会带来效应的同步增加,故选择加用口服降糖药。阿卡波糖片主要用于控制餐后血糖,在说明书中当肾小球滤过率小于 25mL/min 建议不宜使用,但对于透析患者无说明提示。鉴于该药生物利用度极低,仅 1%~2%,并只作用在肠道,理论上对于透析患者的体内过程影响不大,故在临床实践中尝试应用,未见明显的安全性问题。该患者预混人胰岛素联用阿卡波糖片后,血糖得到较为理想的控制,且无明显的不适。

(2)药师建议和干预

当患者调整腹膜透析方案后,血糖升高明显,患者出现口渴难忍,纳差加剧,情绪非常焦虑,反复强调自己入院前血糖控制良好,入院后反而血糖控制不好,多次拒测血糖。对于患者的焦虑及不配合,药师与医师一起对患者反复做宣教工作,告知腹膜透析充分性的重要性、透析方案调整的必要性、透析方案调整后血糖升高的必然性,鼓励患者克服一时血糖升高带来的不适,耐心接受降糖药物的逐步调整,并宣教患者保持正常饮食,无须过于担心血糖水平而刻意节食,预防营养不良发生的风险(这对于腹透患者至关重要),树立对于降糖药物治疗的信心。此外,当胰岛素日剂量增至 42U 时建议联用阿卡波糖,起始小剂量应用,单次剂量 50mg。

5. 药师干预效果

患者经过多次宣教后,情绪得到舒缓,积极配合降糖方案的调整,最终晨起血糖控制在 5～7mmol/L，餐后血糖控制在 7～11mmol/L。出院前复查血尿素氮 19.56mmol/L，血肌酐 1001μmol/L，血尿酸 361μmol/L，空腹血糖 6.71mmol/L，血白蛋白 35.1g/L，血红蛋白 81g/L，腹透充分性得到改善。

参考文献

［1］黎磊石,刘志红.中国肾脏病学［M］.北京:人民军医出版社,2008.

［2］王海燕.肾脏病学［M］.3 版.北京:人民卫生出版社,2008.

［3］刘伏友,彭佑铭.腹膜透析［M］.2 版.北京:人民卫生出版社,2011.

［4］美国糖尿病协会.糖尿病诊疗指南［M］. 2014.

［5］糖尿病肾病防治专家共识(2014 版).

［6］2012 年中国成人住院患者高血糖管理目标专家共识(征求意见稿).

［7］2013 年 2 型糖尿病合并慢性肾脏病患者口服降糖药用药原则中国专家共识.

［8］2013 年成人 2 型糖尿病胰岛素临床应用的中国专家共识.

［9］2012 年中国成人 2 型糖尿病胰岛素促泌剂应用的专家共识.

［10］2015 ADA(美国糖尿病协会)/EASD(欧洲糖尿病研究协会)《2 型糖尿病患者高血糖管理:以患者为中心的治疗立场声明》.

［11］2013 年预混胰岛素临床应用共识.

第六章　腹膜透析患者营养支持的药学服务

第一节　腹膜透析患者营养问题产生的原因及营养状况的评估

营养不良是腹膜透析(peritoneal dialysis,PD)患者常见的并发症,发生率高达 20%~40%,其中重度营养不良约占 8%,且发生率随着腹膜透析时间的延长而上升。营养不良不仅加重患者的乏力、萎靡不振等症状,而且可导致淋巴细胞数量和功能降低,使患者的免疫功能下降,容易发生感染,从而引起患者生活质量下降,死亡率增加。营养不良目前已成为制约腹膜透析发展的首位原因,直接与生存率、康复率、感染率有关,已成为透析者是否成功的重要指标。

一、腹膜透析患者营养问题产生的原因

1. 蛋白质摄入不足

已知慢性肾衰患者由于胃肠道功能障碍,长期厌食、恶心、呕吐等原因造成其在透析前就存在着不同程度的营养不良。患者开始 PD 后由于大量的透析液注入腹腔,腹压增大(腹膜透析液中的成分大部分为葡萄糖,占总热量的 20%),导致患者出现饱胀感,引起食欲不振,蛋白质摄入不足。存在恶心、呕吐等不良反应的药物,如尿毒症常用药物铝磷、钙磷结合剂及铁剂,精神抑郁、经济拮据等也是导致低蛋白摄入的原因。

2. 营养成分的丢失

腹膜透析患者透析过程中平均每天丢失蛋白质为 $5.0 \sim 15.0g$，当腹膜炎发生时，蛋白质丢失量相应增多 $50\% \sim 100\%$，而且在腹膜炎治愈后的数天至数周内蛋白质丢失仍然维持较高水平。另有研究表明，PD 病人存在水溶性维生素不足，维生素 C、B_1、B_6 和叶酸的丢失亦与腹膜透析有关。

3. 透析不充分

透析不充分导致氮质产物在机体内滞留，常出现消化道症状，从而影响患者的营养摄入，导致营养不良。

4. 容量负荷过多

容量负荷过多，一方面降低患者的食欲，另一方面可引起其他并发症如心力衰竭、炎症反应而增强分解代谢，从而导致营养不良。

5. 代谢性酸中毒

代谢性酸中毒是导致负氮平衡的重要因素，可以减缓肌肉蛋白水解酶基因的转录，使支链氨基酸（组氨酸、亮氨酸和异亮氨酸）分解增加、水平下降。

6. 炎症反应

PD 患者均存在的炎症反应、炎性细胞因子水平持续升高是导致营养不良的重要原因，其机制仍不完全清楚，可能与以下因素有关：（1）炎症反应活化三磷酸腺苷（ATP）—泛素—蛋白酶体蛋白水解途径，导致水解蛋白和肌肉蛋白分解的增加；（2）炎症反应可能增加静息能量消耗（REE）而导致营养不良，已有研究表明，与慢性肾脏病（CKD）患者相似，炎症反应也与 PD 患者 REE 增加显著相关[1]；（3）炎症反应可抑制食欲和饮食摄入引起营养不良。

7. 糖代谢异常

PD 患者长期使用含糖透析液，易发生糖代谢异常，加重营养不良。这可能与以下因素有关：（1）胰岛素抵抗加速蛋白质分解，促进营养不良。胰岛素可减弱蛋白质分解代谢，是一种合成代谢类激素，胰岛素与氨基酸的相互作用有利于调节蛋白质的合成。最近研究发现，糖尿病 PD 患者较非糖尿病 PD 患者骨骼肌蛋白质分解代谢显著增加，能量流失也是显著增加[2]。（2）长期高血糖会上调促炎性细胞因子水平,诱导胰岛素抵抗。糖尿病患者体内存在炎症反应,细胞内胰岛素受体信号转录缺陷导致脂肪分解并诱导肿瘤坏死因子-α(TNF-α)增加,减少了脂联素的产生。因此,慢性炎症反应通过减少骨骼肌胰岛素合成代谢、降低胰岛素敏感性而导致肌肉组织流失。(3)REE 增加。对 PD 和 CKD 患者的研究显示,糖尿病是增加 REE 的一个独立的危险因素[3,4]。(4)糖尿病患者胃轻瘫可影响蛋白质合成而导致营养不良。胰高血糖素、糖皮质激素和儿茶酚胺等负调节激素的作用可抵消蛋白质的合成代谢。PD 患者通常存在精神压力增加,可增加此类激素,并使其参与营养不良的过程。

8. 其他原因

研究表明,腹膜转运功能也与 PD 患者的营养状态直接相关,高转运型腹膜是发生营养不良的危险因素[5]。PD 患者多伴低白蛋白血症,是发生腹膜炎的独立危险预测因子。若 PD 患者合并糖尿病且长期血糖控制不佳,则会导致腹膜硬化,易并发腹膜炎形成高转运型腹膜,从而增加营养不良的概率。

二、腹膜透析患者营养状况的评估

1. 患者主观整体营养状态评价

患者主观整体营养状态评价(PG-SGA)的方法是通过对病史的采集(如体重和饮食、胃肠道症状、活动能力)和人体测量的结果(通过测量仪器来测量肱三头肌、肱四头肌的肌肉大小及紧张程度,二者均与正常值相比,分为"无、轻、中、重"四级;水肿亦分"无、踝部、胫前、全身水肿"四级)判定患者的营养等级。通过问卷得分可将患者的营养状况分为营养良好、轻至中度营养不良、严重营养不良。根据 PG-SGA 总评分确定相应的营养干预措施,其中包括对病人及家属的教育指导、针对症状的治疗手段如药物干预、恰当的营养支持。其中评分为 0~1 分时,无须干预,常规定期进行营养状况评分;评分为 2~3 分时,需有营养师、护士或临床医生对病人及家属教育指导,并针对症状和实验室检查进行恰当的药物干预;评分为 4~8 分时,需要营养干预及针对症状的治疗手段;评分大于等于 9 分时迫切需要改善针对症状的治疗措施和恰当的营养支持。

PG-SGA 具有简便、经济、检测迅速等特点,能对患者蛋白质能量营养状态进行综合评估,可以准确地反映透析患者的营养状态,与多种营养客观指标具有相关性,是一个较好的营养评估指标,并可用于预测腹膜透析患者的预后。目前此方法在临床上被广泛应用,但其不宜用于儿童患者且易受并发症的影响,主观性强,可能会降低其客观性。此外,PG-SGA 不能反映细微的营养状态变化。

2. 生化指标

(1)血清白蛋白水平

血清白蛋白是临床上有效的、反映肌营养不良患者营养状态的指标。透析前或稳定的血清白蛋白水平代表内脏的蛋白质储存情况。在慢性透析治疗开始或维持性透析治疗过程中,血清白蛋白水平标志死亡危险度。血清白蛋白低于 35g/L 提示患者可能为蛋白质能量营养不良。由于其经济、易于检查,在临床中得以广泛应用,但其半衰期长(20d),且包括炎症、体内液体容量负荷过多、并发症和外源性白蛋白输入等诸多因素均可影响血清白蛋白水平,所以血清白蛋白水平不能灵敏反映早期营养状况及治疗后营养变化。

(2)血清前白蛋白水平

血清前白蛋白是临床上有效的、反映透析患者蛋白质能量营养状态的指标。透析前或稳定的血清前白蛋白水平代表内脏的蛋白质储存情况。在慢性透析治疗开始或维持性透析治疗过程中,血清前白蛋白水平是未来死亡危险度的标志。因血清前白蛋白的半衰期为 2～3d,短于血清白蛋白 20d 的半衰期,且用于评估营养状态比血清白蛋白要敏感,与营养状态的相关性比血清白蛋白要好,所以可以更好地预测患者营养状况。血清前白蛋白低于 30mg/dL 提示患者可能为蛋白质能量营养不良。但是,血清前白蛋白同样受许多因素影响,是一个负相的急性期蛋白质。

(3)血肌酐和肌酐指数

血肌酐和肌酐指数是临床上有效的、反映患者蛋白质能量营养状态的指标。透析前或稳定的血肌酐和肌酐指数代表:每天摄入食物所含的肌酐＋骨骼肌肌酐＋内生肌酐－尿肌酐－透析清除的肌酐－内源性的肌酐降解。透析前或稳定的血肌酐小于 10mg/dL 的患者应进行营养评估,检查是否存在骨骼肌的消耗。当内源性肌酐不能被大量清除时,低水平的血肌酐和肌酐指数提示饮食蛋白质摄入减少和/或骨骼肌重量减轻,伴随着死亡率的增加。若残余肾功能很少或没有,透析剂量又相对稳定,那么其透析前的血肌酐水平与饮食蛋白质摄入及躯体的骨骼肌重量呈正比,即患者的透析前血肌酐降低可能提示营养不良。肌酐指数用于评价肌酐的产生,继而反映饮食中骨骼肌蛋白质摄入和肌肉重量,可估计去除脂肪的体重,对肾衰竭终末期患者的评估相当精确。

3. 蛋白质等效表现率

蛋白质等效表现率(PNA)或蛋白分解代谢率(PCR)是反映患者总的蛋白质分解和蛋白质摄入情况的有用的临床指标。在氮平衡为零的稳定状态下,氮摄入和氮排出之差为零,或轻度正平衡(如由于一部分丢失的氮未计入,可高达0.5g 氮/d)。因此,对于稳定的患者,PNA 可有效估计蛋白质的摄入。PNA 可根据透析间期血中尿素氮的变化和尿及透析液中尿素氮含量来计算。由于总的蛋白质降解和蛋白质摄入的需要在很大程度上受体重影响,因此 PNA 或PCR 常以体重进行标准化。

4. 人体测量指标

人体测量法对身体组成进行量化,是反映身体组成的半定量方法,可以清楚测出骨骼、肌肉和脂肪含量,从而提供与营养状态相关的信息。人体测量指标通常包括体重、身高、骨架大小(skeletal frame size,SFS)、皮褶厚度(标示身体脂肪)、中臂肌围(midarm muscle circumference,MAMC)(标示肌肉含量)、臂中肌直径和面积,以及身体脂肪含量(%)和通常体重百分比(UBW)(%)、标准体重百分比(SBW)(%)和体重指数(BMI)。这些指标反映了身体组成的不同信息,因此同时测量上述指标是有好处的。我们应该考虑到不同人体测量指标的重要性和精确性。人体测量法要求适当的仪器和正确的测量方法,否则就无法得出可信的、重复性好的数据。某些测量指标,如 UBW(%)、SBW(%)和BMI,比皮褶厚度、MAMC 更为精确。

5. 双能 X 线吸收测量

双能 X 线吸收测量法(DXA)是临床上有效的、反映蛋白质能量营养状态的指标。DXA 是一种可信的、非创伤性的方法。它主要评估身体三方面的组成情况:脂肪量、无脂肪重量、骨骼量和密度。对于身体组成的精确测量有助于评价长期的蛋白质能量营养状态。DXA 提供了评价身体组成的精确的方法,它受 PD 患者水负荷异常因素的影响较小。但由于价钱昂贵,在临床上并不推荐常规使用。

表 6-1 列举了向腹膜透析患者推荐的营养检测指标。

表 6-1　推荐用于腹膜透析患者的营养检测指标

分　类	测　量	测量的最小频率
所有患者常规检测的营养指标	透析前或稳定的血清白蛋白(%)	每月
	或通常的排液后体重(%)	每月
	标准体重(NHANES 11)	每 4 个月
	主观综合性营养评估	每 6 个月
	饮食记录	每 6 个月
	PNA	血液透析患者每月,腹膜透析患者每 3～4 个月
进一步参照的营养指标	透析前或稳定的血清白蛋白	需要时
	皮褶厚度	需要时
	臂中肌直径、周径和面积	需要时
	双能 X 线吸收测量法	需要时
临床有用的营养指标(若低则提示需要进行更详细的蛋白质能量营养状态的评估)	透析前或稳定的肌酐	需要时
	透析前或稳定的尿素氮	需要时
	透析前或稳定的胆固醇	需要时
	肌酐指数	需要时

第二节　营养药物的特点及临床选择

　　腹膜透析患者营养不良的治疗遵循一般营养不良治疗原则,其基本要求应该是满足能量、蛋白质、液体及微量营养素的目标需要量。营养不良的规范治疗应该遵循五阶梯治疗原则,即首先选择营养教育,然后依次向上晋级选择口服营养补充(oral nutritional supplement,ONS)、全肠内营养(total enteral nutrition,TEN)、部分肠外营养(partial parenteral nutrition,PPN)、全肠外营养(total parenteral nutrition,TPN)。参照 ESPEN 指南建议,当下一阶梯不能满足 60% 目标能量需求 3～5 天时,应该选择上一阶梯。

　　对营养不良患者实施营养治疗时,起始给予能量(非目标需要量)一般按照 20～25kcal/(kg·d)(此处体重为非肥胖患者的实际体重)计算。营养不良程度越重、持续时间越长,起始给予能量越低,如 10～15kcal/(kg·d),以防止再喂养综合征。患者的目标需要量应该根据患者的年龄、活动、营养不良严重程度、应激状况等调整为个体化能量需求。蛋白质目标需要量一般可按 $1\sim1.2g/(kg\cdot d)$ 计算,严重营养不良者可按 $1.2\sim2g/(kg\cdot d)$ 给予。如果条件具备,用代谢仪间接测热法检测患者的实际能量消耗可能更为准确。营养不良治疗的基本要求是满足 90% 液体目标需求、$\geqslant70\%(70\%\sim90\%)$ 能量目标需求、100% 蛋白质目标需求及 100% 微量营养素目标需求。

以下分别讲述腹膜透析患者营养不良阶梯治疗时可选择的制剂及其特点。

一、肠内营养制剂

1. 氨基酸型肠内营养制剂(要素型)

氮源为左旋氨基酸,其主要特点是无须消化即可直接吸收,成分明确,无残渣。缺点是口感较差,浓度过高或鼻饲输注速度过快易导致腹泻,刺激肠功能代偿的作用较弱。用于肠功能严重障碍、不能耐受整蛋白和短肽型肠内营养制剂的患者。代表产品为肠内营养粉(维沃)和氨基酸型肠内营养剂(爱伦多)。

2. 短肽型肠内营养制剂(要素型)

氮源为乳清蛋白水解后形成的短肽,其主要特点是稍加消化即可完全吸收,无残渣。缺点是口感较差、浓度过高易引起腹泻,部分患者用后腹胀。用于消化吸收功能有一定损害或障碍的患者,如胰腺炎、炎性肠道疾病、肠瘘及短肠综合征、化学性及放射性肠炎、胆囊纤维化、艾滋病、大面积烧伤、严重创伤、脓毒血症、大手术后的恢复期及营养不良患者的术前准备或肠道准备等。短肽型肠内营养制剂有百普素(散剂)和百普力(混悬剂)两种产品。

3. 整蛋白型肠内营养制剂(非要素型)

这类肠内营养制剂以整蛋白或蛋白游离物为氮源,渗透压接近等渗(300~450mOsm/L),其主要特点是蛋白质结构完整、低渣、口感较好、渗透压较低、刺激肠功能代偿的作用较强。整蛋白型肠内营养制剂可进一步分为 3 种。

(1)平衡型

平衡型需要健全的消化吸收功能。适用于消化吸收功能正常或接近正常的患者,如各种危重患者,烧伤、创伤、意识障碍、昏迷、营养不良患者的围手术期,肿瘤患者,有消化功能但不能正常进食的患者等。按照是否含有特定营养素成分,分为含或不含膳食纤维型制剂、含或不含中链甘油三酯型制剂。此类产品较多,有瑞素、瑞高、瑞先、能全力等。

(2)疾病特异型

疾病特异型如肾病专用型,该类配方含有足够的能量、必需氨基酸、组氨酸、少量脂肪和电解质,适用于肾衰竭患者,目的是通过提供适合肾衰竭代谢特点的营养物质,使体内氮质性产物通过再利用,将受损肾脏处理代谢产物的负荷降至最低。此类产品有立适康、Amin-Aid、Travasorb Renal等。

(3)其他类型

其他类型包括老年人适用型、儿童适用型、婴儿适用型等。

临床常用肠内营养制剂及其特点见表6-2。

表6-2　常用肠内营养制剂及其特点

商品名	通用名	营养制剂组成成分	适应证	禁忌证
维沃	肠内营养粉(AA)	氨基酸单体制剂,由结晶氨基酸、热源、电解质、微量元素、维生素、脂质等组成;热量几乎全部来自碳水化合物,热量与氮比为175∶1	适用于重症代谢障碍及胃肠道功能障碍的患者,这种营养剂不经消化便可被吸收	肠道完全梗阻者、有高血糖倾向者、肾衰未进行透析者都应慎用本品
百普力	肠内营养混悬液(SP)	短肽型肠内营养制剂,其组分为水、麦芽糊精、乳清蛋白水解物、植物油、维生素、矿物质和微量元素等人体必需的营养要素	适用于有胃肠道功能或部分胃肠道功能的患者,如代谢性胃肠道功能障碍、危重疾病、营养不良患者的手术前喂养、肠道准备,也能用于糖尿病患者	胃肠道功能衰竭、完全性小肠梗阻、严重腹腔内感染、顽固性腹泻需要肠道休息者禁用
能全力	肠内营养混悬液(TPF)	整蛋白纤维型肠内营养制剂,其组分为水、麦芽糊精、酪蛋白、植物油、膳食纤维(大豆多糖等)、矿物质、维生素和微量元素等人体必需的营养要素	适用于消化道功能完整的患者,如厌食症及其相关疾病、机械性胃肠道功能紊乱、危重疾病或营养不良患者的手术前喂养,也能用于糖尿病患者	肠道功能衰竭、完全性肠梗阻、严重腹腔内感染、顽固性腹泻需要肠道休息者禁用
瑞素	肠内营养乳剂(TP)	整蛋白型肠内营养制剂,其组分为蛋白质、脂肪、碳水化合物及微量元素;辅料为水;不含膳食纤维	适用于有营养摄入障碍,但无严重消化或吸收功能障碍的患者;因不含膳食纤维,可用于需减少肠内容物的情况,如严重胃肠道狭窄患者、肠瘘患者、术前或诊断前肠道准备	禁用肠内营养的疾病如肠梗阻、小肠无力、急性胰腺炎等,及严重肝肾功能不全、蛋白质耐量下降

续表

商品名	通用名	营养制剂组成成分	适应证	禁忌证
瑞高	肠内营养乳剂(TP-HE)	整蛋白型肠内营养制剂,其组分为蛋白质、脂肪、碳水化合物及微量元素;辅料为水;能量密度大(1.5kcal/mL)	适用于需要高蛋白、高能量、易于消化的脂肪以及液体入量受限的患者,包括代谢应激患者特别是烧伤患者,心功能不全患者的营养治疗,持续性腹膜透析患者等	禁用于肠梗阻、小肠无力、急性胰腺炎患者,严重肝肾功能不全蛋白耐量下降
瑞代	肠内营养乳剂(TPF-D)	糖尿病专用型肠内营养制剂,含丰富的膳食纤维,碳水化合物:蛋白质:脂肪=53:15:32;碳水化合物中含有较高比例的支链淀粉和果糖,不含乳糖	适用于糖尿病患者	所有不适用于肠内营养的患者,如胃肠道张力下降、急性胰腺炎以及有严重消化和吸收功能障碍的患者,对果糖不耐受的患者禁用
瑞能	肠内营养乳剂(TPF-T)	肿瘤专用型肠内营养制剂,含胆碱、ω-3脂肪酸、膳食纤维、核苷酸和中链脂肪酸;碳水化合物:蛋白质:脂肪=32:18:50	主要适用于癌症患者,还可用于对脂肪酸和 ω-3 脂肪酸需要增高的患者	同瑞代

二、肠外营养制剂

1.碳水化合物制剂

碳水化合物制剂是最简单、有效的肠外营养(PN)制剂,可提供机体代谢所需能量的 $50\%\sim60\%$,葡萄糖是肠外营养制剂最常选用的能量制剂,临床上常配制成 5%、10%、25%、50% 等规格的注射液。此外,70% 葡萄糖注射液专供肾功能衰竭患者使用。临床常用制剂还有果糖、麦芽糖及糖醇类(如山梨醇和木糖醇)。但这些制剂均不能长期大量应用,否则会引起高乳酸血症、高胆红素血症、高尿酸血症等代谢紊乱。目前已不主张单独应用葡萄糖制剂,而应与脂肪乳剂合用,以减少葡萄糖用量,避免糖代谢紊乱的发生。另外,在大量输注葡萄糖时,需补充适量胰岛素以弥补内源性胰岛素的不足,每日葡萄糖用量不宜超过 400g。

2. 氨基酸制剂

氨基酸构成肠外营养配方中的氮源,用于合成人体的蛋白质。人体蛋白质由 20 种不同的氨基酸组成,其中有 8 种人体不能合成(亮氨酸、异亮氨酸、缬氨酸、赖氨酸、苯丙氨酸、蛋氨酸、苏氨酸、色氨酸),必须由外界提供,称为必需氨基酸。现有的复方结晶氨基酸溶液品种繁多,都按一定模式配比而成,可归纳为两类:平衡型与非平衡型氨基酸溶液。临床选择须以应用目的、病情、年龄等因素为依据。每天提供的氨基酸量为 1~1.5g/kg 体重,占总能量的 15%～20%。

平衡型氨基酸溶液中所含的必需与非必需氨基酸的比例符合人体基本代谢所需,生物利用度高,适用于多数营养不良病人,如乐凡命(8.5%、11.4%)、格拉命、5%复方氨基酸等。其中 8.5% 和 11.4% 的乐凡命含 18 种必需和非必需氨基酸,包括酪氨酸和胱氨酸。醋酸根取代了盐酸根,避免了高氯性酸中毒。格拉命含有 17 种氨基酸,其主要特点是含有甘氨酰-L-谷氨酰胺,能在血浆中迅速分解出谷氨酰胺。

非平衡型氨基酸溶液的配方是针对某一疾病的代谢特点而设计的,兼有营养支持和治疗的作用,目前主要指肝病、肾病、创伤和婴幼儿用的氨基酸。

临床常用氨基酸制剂及其特点见表 6-3。

表 6-3　临床常用氨基酸制剂及其特点

商品名	通用名	营养制剂组成成分	适应证	禁忌证
乐凡命	复方氨基酸注射液(18AA-II)	由包括酪氨酸、胱氨酸在内的 18 种必需和非必需氨基酸组成的复方氨基酸制剂	对于不能口服或经肠道补给营养,以及营养不能满足需要的患者,可静脉输注本品,以满足机体合成蛋白质的需要	肝昏迷和无条件透析的尿毒症患者以及对本品过敏者禁用
爱咪特	小儿复方氨基酸注射液(18AA-I)	由包括酪氨酸、半胱氨酸在内的 18 种必需和非必需氨基酸组成的复方氨基酸制剂;本品适应婴幼儿代谢的特点,降低了苯丙、蛋、甘氨酸的用量,增加了半胱氨酸、组氨酸的用量,满足了小儿营养需要	适用于因消化系统疾病不能经胃肠摄取食物的小儿、由各种疾病所引起的低蛋白血症者、受严重创伤、烧伤及败血症等体内氮平衡失调者、难治性腹泻、吸收不良综合征。适用于早产儿、低体重儿的肠外营养	肝肾功能损害的患儿以及对氨基酸有代谢障碍者禁用

续表

商品名	通用名	营养制剂组成成分	适应证	禁忌证
氨复命15-HBC	复方氨基酸注射液（15-HBC）	由8种必需氨基酸和7种非必需氨基酸（丙、精、组、丝、脯、甘、半胱）组成的复方氨基酸制剂，其中支链氨基酸占45%	用于大面积烧伤、创伤及严重感染等应激状态下肌肉分解代谢亢进、消化系统功能障碍、营养恶化及免疫功能下降病人的营养支持；以及用于术后病人营养的改善	尚不明确
漠宜林	复方氨基酸（15）双肽（2）注射液	由8种必需氨基酸、7种非必需氨基酸（丙、精、组、丝、脯、天冬、谷）和2种双肽（甘氨酸酪氨酸、甘氨酸谷氨酰胺）组成的复方氨基酸制剂	适用于不能口服或经肠道补给营养，以及通过这些途径补充营养不能满足需要的患者，尤其适用于中度至重度分解代谢状况的患者	禁用于先天性氨基酸代谢缺陷、肝肾功能衰竭者，以及肠外营养的一般禁忌证
复方氨基酸注射液9AA	复方氨基酸注射液9AA	由8种必需氨基酸和组氨酸组成的复方氨基酸制剂	用于急性和慢性肾功能不全患者的肠道外支持；大手术、外伤或脓毒血症引起的严重肾功能衰竭以及急性和慢性肾功能衰竭	氨基酸代谢紊乱、严重肝功能损害、心功能不全、水肿、低血钾、低血钠患者禁用
复方氨基酸注射液3AA	复方氨基酸注射液3AA	由缬氨酸、亮氨酸和异亮氨酸3种支链必需氨基酸组成的复方氨基酸制剂	各种原因引起的肝性脑病、重症肝炎以及肝硬化、慢性活动性肝炎。亦可用于肝胆外科手术前后	尚不明确
安平	复方氨基酸注射液	由20种氨基酸组成的复方氨基酸制剂，富含缬氨酸、亮氨酸和异亮氨酸3种支链必需氨基酸	预防和治疗肝性脑病。肝病或肝性脑病急性期的静脉营养	非肝源性的氨基酸代谢紊乱，酸中毒，水钠潴留，休克
力太/莱美活力	N（2）-L-丙氨酸-L-谷氨酰胺注射液	N（2）-L-丙氨酸-L-谷氨酰胺	适用于需要补充谷氨酰胺的病人，包括处于分解代谢和高代谢状态的病人	禁用于严重肾功能不全（肌酐清除率 < 25mL/min）或严重肝功能不全的病人

3. 脂肪乳剂

脂肪乳剂是一种重要的能源物质,所供能量可占总能量的 25%～50%。目前脂肪乳剂有多种,其中以大豆油或红花油经磷脂乳化并加注射用甘油制成的脂肪乳剂最为常用,该溶液中脂肪微粒的粒径大小和生物特征与天然乳糜微粒相似,理化性质稳定。由于构成脂肪乳剂的原料不同,其甘油三酯的碳原子数也不尽相同。根据碳链长短,可分为长链甘油三酯(LCT,14～24 个碳原子)、中链甘油三酯(MCT,6～12 个碳原子)及短链甘油三酯(2～4 个碳原子)。LCT脂肪乳剂能提供人体的必需脂肪酸和能量,但其氧化代谢速度较慢,代表产品有英脱利匹特。与之相比,MCT 具有更多优点,包括快速提供能量、基本不在组织内沉积、较少影响脂蛋白代谢和网状内皮系统功能、减轻因为肉毒碱缺乏导致的脂肪代谢异常、改善免疫功能等,因而特别适用于危重患者和肝功能不良者,用于新生儿的治疗也较安全。不过,MCT 不能提供必需脂肪酸,大量输注还会产生毒性,因此临床一般应用 LCT 与 MCT 各占一半的物理混合制剂以扬长避短,且对某些特殊患者(如严重创伤、感染、肝功能不全等)也更为安全,其代表产品是力能、力保肪宁。

临床常用脂肪乳剂及其特点见表 6-4。

表 6-4　临床常用脂肪乳剂及其特点

商品名	通用名	营养制剂组成成分	适应证	禁忌证
英脱利匹特	脂肪乳注射液(C14-24)	由注射用大豆油经注射用卵磷脂乳化并加注射用甘油制成的灭菌乳状液体,其中大约60%的脂肪酸是必需脂肪酸,且磷脂含量低。有 10%、20%和 30%三种浓度	为需要进行静脉营养的病人提供能量和必需脂肪酸,也为经口服途径不能维持和恢复正常必需脂肪酸水平的病人提供必需脂肪酸。英脱利匹特30%更适合输液量受限制和能量需求高度增加的病人	禁用于休克和严重脂质代谢紊乱(如高脂血症)患者

续表

商品名	通用名	营养制剂组成成分	适应证	禁忌证
力能	中/长链脂肪乳注射液(C6-24)	由纯化大豆油、中链甘油三酯、卵磷脂和甘油组成。有10%和20%两种浓度	用于需要接受静脉营养和/或必需脂肪酸缺乏的病人	禁用于严重凝血障碍、休克和虚脱、妊娠、急性血栓栓塞、伴有酸中毒和组织缺氧的严重败血状态、脂肪栓塞、急性心肌梗死和中风、酮体酸中毒性昏迷和糖尿病性前期昏迷。也禁用于注射期间甘油三酯蓄积、脂类代谢障碍、肝功能不全、肾功能不全、网状内皮系统障碍、急性出血坏死性胰腺炎和胃肠外营养的一般禁忌证
力保肪宁	中/长链脂肪乳注射液(C8-24)	由纯化大豆油、中链甘油三酯、卵磷脂、甘油、油酸钠和α-维生素E组成。浓度为20%	为需进行静脉营养的病人提供能量。当需要较长时间(5天以上)静脉营养时,还可为病人提供足够必需脂肪酸	脂肪代谢异常的病人如病理性血脂过多、脂肪肾病或急性胰腺炎伴高脂血症,则禁用。如果病人患有酮症酸中毒或缺氧、血栓栓塞和急性休克,则更应禁用
尤文	ω-3鱼油脂肪乳剂	由精制鱼油、卵磷脂、甘油和油酸钠组成	当不可能口服或进行肠内营养、功能不全或有禁忌时,为患者补充长链ω-3多不饱和脂肪酸,特别是二十碳五烯酸与二十二碳六烯酸	禁用于脂质代谢受损、严重出血性疾病、未控制的糖尿病、某些急症及危及生命的状况(虚脱与休克、近期心梗、中风、栓塞、不明原因昏迷)以及胃肠外营养的一般禁忌证。由于缺少临床经验,本品不可用于严重肝功能或肾功能不全患者、早产儿、新生儿、婴儿以及儿童。本品不可用于对鱼或鸡蛋蛋白过敏的患者

4. 维生素制剂

维生素可分为水溶性和脂溶性两大类,前者包括维生素B、C和生物素等,后者包括维生素A、D、E、K。水溶性维生素在体内无储备,长期PN时常规提供多种维生素可预防其缺乏。脂溶性维生素在体内有一定的储备,短期禁食者不缺乏。水溶性维生素制剂的代表产品是水乐维他,含 9 种水溶性维生素;常用的脂溶性维生素制剂为维他利匹特,含 4 种脂溶性维生素。上述产品均可溶于全营养混合液或脂肪乳剂中使用。

5. 微量元素

微量元素是指占人体总重量万分之一以下或日需求量在 100mg 以下的元素,其具有重要的和特殊的生理功能。对临床较具实际意义的微量元素包括锌、铜、铁、硒、铬、锰等,这些元素均参与酶的组成、三大营养物质的代谢、上皮生长、创伤愈合等生理过程。代表产品是安达美,含 9 种微量元素。由于溶液为高渗(1900mmol/L)和低 pH 值(2.2),需加入其他液体中输入。

6. 电解质

电解质是维持人体水、电解质和酸、碱平衡,保持人体内环境的稳定,维护各种酶的活性和神经、肌肉的应激性以及营养代谢正常的一类重要物质。临床多应用单一性制剂,如 0.9% NaCl 溶液、10% NaCl 溶液、KCl 溶液、$MgSO_4$ 溶液、$NaHCO_3$ 溶液等,必要时也应用谷氨酸钾、谷氨酸钠或格列福斯(每支含磷 10mmol,为成人每日基本需求量)。

7. 全营养混合液

脂肪乳剂的物理性质不稳定,在电解质、不适当的 pH 值及高渗环境下,脂滴融合,甚至破乳。碳水化合物与某氨基酸混合后可以分解(Maillard 反应)。存放时间过久、温度过高、光线照射以及微量元素和维生素等也会降低全营养混合液的稳定性。因此,肠外营养制剂均是现配现用。为简化操作,目前已采用批量化生产的办法制造出双腔袋或三腔袋,分别盛有含微量元素和维生素的碳水化合物溶液、氨基酸和脂肪乳剂,中间有隔膜,互不接触,使用时只要稍加挤压,即可推开隔膜而混合成"全合一"营养液,即全营养混合液。该制剂配制方便,使用简单,保存时间延长,在密闭容器内滴注降低了气栓和污染的概率,减少了高浓度葡萄糖输注的并发症,还能改善脂肪乳剂中长链脂肪酸的氧化,避免脂肪乳剂输注过快的不良反应。代表产品有卡文(含葡萄糖 11%、凡命 18Novum、英脱利匹特 20%)。

三、氨基酸腹膜透析液

传统的腹膜透析液以葡萄糖为渗透剂,氨基酸腹膜透析液与其相比有以下优越性:(1)透析液中不含葡萄糖,可以减少腹膜与葡萄糖的接触,减少对腹膜的刺激;(2)通过腹腔补充丢失的氨基酸及蛋白质,有利于改善尿毒症患者的氮平衡;(3)透析液酸碱度较高(pH 值为 6.2),更符合机体生理状况。因此,此类透析液更适用于慢性肾衰合并营养不良的患者,或长期热量摄入不足以及处于高分解状态(如腹膜炎)和因其他原因不宜使用葡萄糖透析液的患者。

四、腹膜炎相关药物

由于腹膜炎与 PD 患者营养不良的发生显著相关,因此抗菌药物、3-羟基-3-甲基戊二酰辅酶 A(HMG-CoA)还原酶抑制剂(他汀类)、血管紧张素转换酶抑制剂(ACEI)、过氧化物酶受体激动剂和抗氧化剂(如生育酚)等抗炎抗感染药物均可能改善患者的营养状态。具体药物的选择、临床应用及药学监护详见第七章。

五、其他

其他药物如 α-酮酸制剂、食欲兴奋剂等也可一定程度改善 PD 患者营养状况。其中复方 α-酮酸片含 4 种酮氨基酸钙、1 种羟氨基酸钙和 5 种氨基酸,可提供必需氨基酸并尽量减少氨基氮的摄入。酮或羟氨基酸本身不含有氨基,其利用非必需氨基酸的氮转化为氨基酸,因此可减少尿素合成以及尿毒症毒性产物的蓄积。酮或羟氨基酸不引起残存肾单位的超滤,并可改善肾性高磷酸血症和继发性甲状旁腺功能亢进,改善肾性骨营养不良。本品配合低蛋白饮食,可减少氮的摄入,预防和治疗因慢性肾功能不全而造成蛋白质代谢失调引起的损害。通常用于肾小球滤过率低于每分钟 25mL 的患者。低蛋白饮食要求成人每日蛋白摄入量为 40g 或 40g 以下。

第三节　腹膜透析患者营养支持的药学监护要点

一、营养支持治疗指征

美国国家肾病基金会肾脏病预后质量(K/DOQI)指南[6]建议：

(1)长时间不能依靠摄食来满足蛋白质和能量需要的透析患者,应接受营养支持治疗。

(2)由不充分摄食到接受营养支持的时间为几天至两星期不等,取决于患者临床表现的严重性、营养不良的程度和营养物质摄入不充分的程度。

(3)在给予营养支持前,应对患者进行全面的营养评估。

(4)去除一切影响食欲、导致营养不良的潜在的可逆因素和药物。

(5)为加强营养支持,增加口服饮食的蛋白质和能量比例。

(6)若口服的营养物质不充分(包括营养补充制剂),在医疗条件许可下给予管饲。

(7)若不用管饲,则可采用透析中胃肠外营养(intradialytic parenteral nutrition,IDPN,针对血液透析)或经腹腔给予氨基酸(intraperitoneal amino acids,IPAA,针对腹膜透析)结合摄食来满足蛋白质和能量的需要。

(8)若 IDPN 或 IPAA 结合摄食仍不能满足蛋白质能量需要,应考虑采用完全或部分的胃肠外营养。

(9)应定期监测和调整透析处方,以改善因并发症和蛋白质摄入增加而加重的尿毒症状态。(C 级证据)

二、蛋白质补充

高蛋白摄入如果不能相应增加透析剂量,就会导致透析不充分,且并不能改善患者的营养状况。K/DOQI 指南建议 PD 患者每日摄入蛋白质量在 1.2g/kg 以上,以保证体内正氮平衡的需要(C 级证据)。欧洲膜腹透析质量指南建议 PD 患者蛋白质摄入量应≥1.2g/(kg·d),不应低于 0.8g/(kg·d),另外根据患者生理状态及年龄,nPNA 应≥1g/(kg·d)(C 级证据)。近年来关于膳食蛋白质补充的多少也有不同观点。有研究发现,PD 患者虽然蛋白质摄入量低于 K/DOQI 指南推荐标准,但仍然可维持体内正氮平衡状态。过多的蛋白质摄入会给患者带来诸多不利影响,如代谢废物增多、透析充分性下降,加重患者尿毒症症状。因此,部分学者认为,当 PD 患者处于正氮平衡状态,而营养状况稳定时,每日蛋白质摄入量达到 1g/kg 即可满足 PD 患者营养需求。对于我国腹膜透析患者,有研究表明患者在每天透析剂量 6～8L 的情况下按 0.8～1.0g/kg 的蛋白质摄入即能维持透析充分及营养良好状态。

三、热量补充

蛋白质摄入充分,但无足够的能量摄入也会造成负氮平衡,因此足够的能量供应不容忽视。K/DOQI 指南建议 60 岁以下 PD 患者热量摄入量为 146.44kJ/(kg·d),60 岁及以上患者热量摄入量为 125.52～146.44kJ/(kg·d)(C 级证据)。欧洲膜腹透析质量指南建议,非肥胖腹膜透析患者(BMI 低于 27kg/m²)能量摄入应达到 35kJ/(kg·d),且应根据腹膜透析液中所含葡萄糖及患者年龄进行调整(C 级证据)。由于 PD 对小分子溶质的清除达到一定水平后,增加透析剂量并不能显著增加溶质的清除,因此 K/DOQI 指南建议将 KT/V=1.7 定为无症状 PD 患者的最低标准。此外由于糖补充过多会转变成脂肪致患者血脂升高、肥胖而诱发冠心病,所以肥胖或高脂血症的患者可减少糖的摄入。不饱和脂肪酸与饱和脂肪酸的比例应为 1.5:1,以避免心血管并发症的发生。

四、维生素补充

腹膜透析患者维生素丢失尤其突出,水溶性维生素不仅可以经腹膜透出,一些药物还可干扰它在肠道的吸收和活性。因此,除脂溶性维生素 A、维生素 K 按日常剂量摄入外,应积极补充多种水溶性维生素,但维生素 C 每日摄入量应低于 50mg,以防草酸盐沉着症的发生。

五、有效容量控制

有效容量控制是通过对液体量和盐的控制来实现的。透析患者每天盐的摄入应不超过 6g,液体摄入量应根据液体总的清除量确定。尽可能控制摄入的液体量,然后根据容量状态调整超滤量,这样可以有效地控制患者的容量状态。如果患者出现体重指数增加和水肿,则应限制水钠摄入。

六、代谢性酸中毒调整

代谢性酸中毒的纠正可降低蛋白质降解，促进机体氮平衡，改善营养状况。有研究表明更高的腹膜透析缓冲液浓度或口服碳酸氢钠可改善 PD 患者的酸碱平衡。

【典型案例】

案例名称：腹膜透析患者营养支持治疗

1. 主题词

慢性肾功能不全；腹膜透析；营养不良；营养支持。

2. 病史摘要

患者，男，70 岁。因食欲减退、乏力 3 个多月入院。既往慢性肾功能不全病史 5 年，2 年前行腹膜透析治疗，透析方案：早、中、晚餐时 1.5% 葡萄糖透析液各 2L，临睡前 2.5% 葡萄糖透析液 2L，超滤 400mL，尿量约 600mL，每周透析 7 天，共 168h。

(1)体格检查

身高 178cm，排液后体重 55kg，血压 130/80mmHg。三头肌皮褶厚度 13.0mm，上臂围 22cm，臂肌围 18.8cm。

(2)实验室检查

前白蛋白 225mg/L，白蛋白 28.1g/L，血红蛋白（Hb）87g/L，尿素氮（BUN）25.5mmol/L，肌酐（SCr）419.9μmol/L，尿酸 445μmol/L。

(3)其他检查

主观整体评估（PG-SGA）8 分。

(4)诊断

慢性肾脏病（CKD）5 期；营养不良；高尿酸血症。

3. 药物治疗及营养支持方案

(1)复方 α-酮酸片

用法：每次 4 片，每日 3 次，口服。

(2)别嘌醇片

用法：每次 1 片，每日 3 次，口服。

(3)百令胶囊

用法：每次 4 粒，每日 3 次，口服。

（4）肠内营养乳剂（TP-HE，瑞高）

用法：每次 500mL，每日 1 次，口服。

（5）低蛋白饮食

用法：0.5g/（kg·d）。

4.药师分析与建议

（1）治疗方案合理性分析

该患者入院诊断"慢性肾脏病（CKD）5 期；营养不良；高尿酸血症"。2 年前开始行腹膜透析规律治疗。由于腹膜透析的弥散对流作用使体内蛋白质流失显著，再加上机体微炎症反应、钙磷代谢紊乱等因素的作用，导致患者出现营养不良症状。目前研究认为营养不良的发生率随着透析时间的延长而升高，国外报道发生率在 18%～56%，国内报道约为 43.2%。对于发生营养不良的 PD 患者，K/DOQI 指南通常推荐蛋白质摄入量 1.0～1.2g/（kg·d）来预防蛋白质的损耗，但由于高蛋白饮食能产生的大量尿素氮的前身物质和酸性代谢产物，加重了腹膜透析的透析负荷，降低了腹膜的弥散对流效应及通透性，从而影响了腹膜透析的充分性，因此本案例临床医师采用了复方 α-酮酸片加低蛋白饮食（0.5g/（kg·d））的营养改良方案。复方 α-酮酸片是必需氨基酸和酮基类似物的混合制剂，包括 4 种酮氨基酸钙、1 种羟氨酸钙和 5 种氨基酸。大量研究表明，复方 α-酮酸片联合低蛋白饮食，一方面补充了人体所需必需氨基酸，起到改善患者营养状态和保证能量供给的作用；另一方面，可使蛋白质的摄入量降低，体内蛋白质氧化分解速度降低，并通过利用蛋白质代谢的部分产物再次合成必需氨基酸，使体内最大限度地利用必需氨基酸，从而减少尿素氮的前身物质和酸性代谢产物的产生，缓解肾小球的高滤过状态，从而延缓肾衰竭的进展。

另外，患者的体重指数 BMI 为 17.4kg/m²，属于体重过轻状态，白蛋白为 28.1g/L＜35g/L，主观整体营养状态评价（PG-SGA）8 分，结合患者血肌酐、尿素氮水平及三头肌皮褶厚度等指标判断患者处于中度营养不良状态，需要改善治疗措施和恰当的营养支持。K/DOQI 指南建议 PD 患者每日摄入适量蛋白质以保证体内正氮平衡的需要（C 级证据），60 岁及以上患者能量摄入量为 125.52～146.44kJ/（kg·d）（C 级证据）。经计算，患者入院前能量摄入量（DEI）为 86.14kJ/（kg·d），摄入明显不足，因此额外补充每日 500mL（750kcal）的肠内营养乳剂，同时适当补充其他微量元素和维生素。

（2）药师建议和干预

瑞高的特点是高能量密度（1.5kcal/mL）、高蛋白质含量（7.5g/100mL）、高MCT 含量，建议临床医师将瑞高更换为具有相同能量密度，但蛋白质含量更低的能全力(6.0g/100mL),以配合低蛋白饮食治疗,减少蛋白质的摄入。同时定期监测前白蛋白、白蛋白等指标,随时调整营养方案。

5.药师干预效果

治疗9周后复查,患者前白蛋白325mg/L,白蛋白34.4g/L,三头肌皮褶厚度13.9mm,上臂围22.6cm,臂肌围19.4cm,PG-SGA评分3分,营养状况有所改善。

参考文献

[1] Wang A Y,Sea M M,Tang N,et al. Resting energy expenditure and subsequent mortality risk in peritoneal dialysis patients [J]. Journal of the American Society of Nephrology: JASN,2004,15(12):3134-3143.

[2] McIntyre C W,Selby N M,Sigrist M,et al. Patients receiving maintenance dialysis have more severe functionally significant skeletal muscle wasting than patients with dialysis-independent chronic kidney disease[J]. Nephrology Dialysis Transplantation,2006,21 (8):2210-2216.

[3] Avesani C M,Kamimura M A,Cuppari L. Energy expenditure in chronic kidney disease patients[J]. Journal of Renal Nutrition,2011,21(1):27-30.

[4] Kamimura M A,Avesani C M,Bazanelli A P,et al. Are prediction equations reliable for estimating resting energy expenditure in chronic kidney disease patients? [J]. Nephrology Dialysis Transplantation,2011,26(2):544-550.

[5] Cueto-Manzano A M,Gamba G,Correa-Rotter R. Peritoneal protein loss in patients with high peritoneal permeability: comparison between continuous ambulatory peritoneal dialysis and daytime intermittent peritoneal dialysis[J]. Archives of Medical Research, 2001,32(3):197-201.

[6] Inker L A,Astor B C,Fox C H,et al. KDOQI US commentary on the 2012 KDIGO clinical practice guideline for the evaluation and management of CKD[J]. American Journal of Kidney Diseases,2014,63(5):713-735.

第七章 腹膜透析相关性感染治疗的药学服务

第一节 腹膜透析相关性感染的分类、定义、临床表现及诊断标准

腹膜透析相关性感染是腹膜透析的主要并发症,是导致腹膜透析患者技术失败及死亡的最常见原因之一。在 PD 患者中,感染相关的死亡大约 18% 与腹膜炎相关。近年来随着腹膜透析装置的改进、透析技术的不断完善,腹膜炎感染率有了明显下降。2010 年国际腹膜透析学会(ISPD)关于腹透相关性腹膜炎的指南[1]提出,单中心腹膜炎发生率应低于 1/18 个患者月。

一、PD 导管感染

PD 导管感染包括出口处感染和隧道感染,是导致 PD 相关腹膜炎和拔管的主要原因之一。

1. 出口处感染

出口处感染指在导管—表皮接触处具有脓性分泌物,伴或不伴皮肤红斑。无脓性分泌物的管周红斑有时是感染的早期迹象,但也可以是简单的皮肤反应,特别是在新近插入导管后或是在导管受外伤后。

2. 隧道感染

隧道感染可表现为红斑、水肿、导管的皮下段有压痛,但临床上往往隐匿,超声检查可见异常。隧道感染通常与出口处感染并存,很少单独发生。

二、PD 相关性腹膜炎

1.定义

PD 相关性腹膜炎是指患者在腹膜透析过程中由于接触污染、胃肠道感染及导管相关性感染等原因导致致病菌侵入腹腔引起的腹腔内急性感染性炎症。

2.临床表现

腹膜炎患者通常表现为流出液混浊以及腹痛。然而,如果患者出现腹痛,而腹透流出液是清亮的,应进行腹膜炎的鉴别诊断,因为少数病人可以表现为这种情况。流出液混浊通常代表感染性腹膜炎,但是也有其他原因。

3.诊断

具备下列 3 项中的 1 项为疑似,2 项即可诊断[2]:
(1)有腹膜炎的症状和体征,包括腹痛、发热、有或无寒战、透出液混浊、大便习惯改变、腹部压痛和(或)反跳痛;
(2)透出液混浊,白细胞计数$>100\times10^6/L$,中性粒细胞$>50\%$;
(3)透出液培养有病原微生物生长。

4.鉴别诊断

当腹膜透析患者出现腹痛时,首先应排除腹膜透析相关腹膜炎,但即使在确诊为腹膜炎的情况下,也应排除急性胆囊炎、急性胰腺炎、急性阑尾炎、消化道溃疡/穿孔、肠梗阻、肾绞痛等其他可能引起腹痛的疾病。当出现透出液混浊时,需与下列情况进行鉴别:(1)化学性腹膜炎;(2)嗜酸性粒细胞增多性腹膜炎;(3)血性腹水;(4)腹腔内恶性肿瘤;(5)乳糜性腹水。

第二节　腹膜透析相关性感染治疗药物的遴选及给药方案

一、PD 导管感染治疗药物的遴选及给药方案

各种微生物都可以导致出口处感染和隧道感染。最严重且常见的出口处感染的病原体是金黄色葡萄球菌和绿脓杆菌。一旦发生感染应立即开始经验

性抗菌药物治疗,口服抗菌药物与腹腔应用抗菌药物治疗同样有效。

经验治疗应该覆盖金黄色葡萄球菌。如果病人有出口处绿脓杆菌感染的病史,经验治疗应该选用覆盖绿脓杆菌的抗菌药物。在某些情况下,如无脓性分泌物、触痛、水肿,加强局部护理或局部应用抗菌药物霜剂可能就足够了。

革兰阳性菌应口服抗青霉素酶(或广谱)的青霉素,或第一代头孢菌素,如头孢氨苄。常用的口服抗菌药物推荐剂量见表7-1。对革兰氏染色阳性的出口处和隧道感染,应避免常规使用万古霉素,但在耐甲氧西林的金黄色葡萄球菌(MRSA)感染时需使用万古霉素。对起效缓慢的或表现特别严重的金黄色葡萄球菌出口处感染病例,可以每日加用利福平600mg,但利福平不能单独使用。

表 7-1 出口及隧道感染时所用的口服抗菌药物[1]

药 品	用 法
阿莫西林	250～500 mg bid
头孢氨苄	500mg bid-tid
环丙沙星	250mg bid
克拉霉素	500mg 负荷剂量,然后 250mg bid 或 qd
双氯西林	500mg qid
红霉素	500mg qid
氟氯西林(或氯唑西林)	500mg qid
氟康唑	200mg qd 2d,然后 100mg qd
氟胞嘧啶	$0.5～1g/d$,滴定应答和血清谷浓度水平($25～50\mu g/mL$)
异烟肼	200～300mg qd
利奈唑胺	400～600mg bid
甲硝唑	400mg tid
莫西沙星	400mg qd
氧氟沙星	第一天 400mg,然后 200mg qd
吡嗪酰胺	25～35mg/kg,每周 3 次
利福平	$<50kg$,450mg qd;$>50kg$,600mg qd
磺胺甲噁唑/甲氧苄啶	400/80mg qd

绿脓杆菌出口处感染尤其难治疗,通常需要联合应用两种抗菌药物并延长治疗时间。ISPD指南推荐首选口服氟喹诺酮类药物,但由于这类药物可迅速导致耐药,故不要单独使用。如果感染恢复慢,或发生复发性假单胞菌出口处感染,应加用(但不限于)一种抗假单胞菌的药物,如腹腔内应用氨基糖苷类、头

孢他啶、头孢吡肟、哌拉西林、亚胺培南/西司他丁、美罗培南等。

金黄色葡萄球菌和绿脓杆菌导管相关感染都有复发的倾向，因此在停止抗菌药物治疗 1～2 周后重复进行腹透流出液的培养对于复发的风险评估可能是有用的。抗菌药物治疗必须持续到出口处表现完全正常。治疗时间至少需要 2 周，绿脓杆菌导致的出口处感染可能需要治疗 3 周。如果应用适当的抗菌药物、治疗时间超过 3 周仍不能控制感染，就要在抗菌药物治疗下更换腹膜透析管。

二、PD 相关性腹膜炎治疗药物的遴选及给药方案

一旦腹膜透析相关腹膜炎诊断明确，应立即开始抗感染治疗，包括经验性治疗和后续治疗。

1.经验性治疗

明确致病菌之前就应该开始治疗，在正确留取了微生物标本后应该尽早开始治疗。治疗方案需要覆盖可能存在的所有严重的致病菌（见图 7-1）。

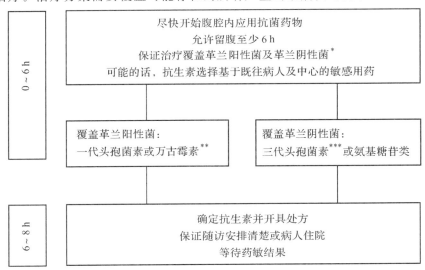

图 7-1　腹膜炎的初始治疗

* 基于培养和药敏结果持续评估和调整治疗。间断治疗时留腹至少 6 小时。

** 下列情况可考虑应用万古霉素：病人有抗甲氧西林金黄色葡萄球菌移生或感染史且病情严重或者有严重的青霉素及头孢菌素过敏史。如果中心的甲氧西林耐药率增加，也可以考虑应用万古霉素。

*** 如果病人有头孢菌素过敏史，可以选择氨曲南替代。

（1）抗菌药物的选择

ISPD 指南提出经验性治疗应同时覆盖革兰阳性菌和革兰阴性菌（包括绿脓杆菌），推荐腹膜透析中心根据本地区常见的致病菌谱和药物敏感情况，结合患者既往腹膜炎病史选择药物。针对革兰阳性菌可选用第一代头孢菌素（如头孢唑啉）或万古霉素，针对革兰阴性菌可选用氨基糖苷类、第三代头孢菌素（如头孢他啶）或碳青霉烯类等药物。只有药敏结果支持应用氟喹诺酮类，才可将它作为针对革兰阴性菌的经验性治疗。对头孢菌素过敏的患者，可选用氨曲南替换头孢他啶或头孢吡肟来针对革兰阴性菌。氨基糖苷类药物疗程延长时会增加前庭和耳毒性，短程使用安全有效。不提倡反复应用氨基糖苷类药物或延长使用（例如，超过 2 周），避免疗程超过 3 周。

目前最佳的抗菌药物治疗方案并没有确定[3]，一项纳入 64 个研究的 Meta 分析显示头孢他啶联合糖肽类的初始治疗方案优于其他联合方案[4]，但是另一篇 Cochrane 上的系统评价中研究者没有得出最优的抗菌药物或者最优的联合治疗方案[5]。

（2）给药途径、用药方式及注意事项

治疗腹膜炎时，腹腔内应用抗菌药物的效果优于同样剂量的静脉用药；间断用药与连续用药同样有效。最佳的抗菌药物浓度比率以及细菌的最低抑菌浓度 MIC 值依赖于不同的变量，例如细菌种类、抗菌药物后效应的出现以及抗菌药物浓度高于 MIC 值的持续时间。在持续不卧床腹膜透析（CAPD）患者发生腹膜炎时，腹腔使用抗菌药物比静脉用更好，因为经腹腔使用可在局部达到较高的药物浓度。例如，经腹腔给庆大霉素 20mg/L，局部的药物浓度会明显高于对其敏感的致病菌的 MIC。经静脉应用相同剂量的庆大霉素会导致较低的腹腔内药物浓度。腹腔给药额外的好处是，患者经适当的培训后可自行在家操作，同时还避免了静脉穿刺。

用药方式可采用连续给药（每次交换腹膜透析液时均加药）或间歇给药（每天或每间隔若干天仅在 1 次交换腹膜透析液时加药）的方式。间断给药时，为使抗菌药物得到充分吸收进入体循环，含有抗菌药物的腹透液至少要留腹 6h。大多数抗菌药物在腹膜炎期间吸收会明显增强（例如：在没有腹膜炎时腹腔内应用万古霉素约 50% 被吸收，在发生腹膜炎时 90% 被吸收），但接下来换入新腹透液时，药物会重新从血液进入腹腔。表 7-2 为 ISPD 指南推荐的对于 CAPD 患者腹膜炎持续和间断给药的剂量。

表 7-2　CAPD 患者发生腹膜透析相关腹膜炎时腹腔内使用抗菌药物的推荐剂量*

药　物	间断（每次交换，每日一次）	持续（mg/L；所有交换）
氨基糖苷类		
阿米卡星	2mg/kg	LD 25，MD 12
庆大霉素、奈替米星或妥布霉素	0.6mg/kg	LD 8，MD 4
头孢菌素类		
头孢唑啉、头孢噻吩或头孢拉定	15mg/kg	LD 500，MD 125
头孢吡肟	1000mg	LD 500，MD 125
头孢他啶	1000～1500mg	LD 500，MD 125
头孢唑肟	1000mg	LD 250，MD 125
青霉素类		
阿莫西林	ND	LD 250～500，MD 50
氨苄西林、苯唑西林或萘夫西林	ND	MD 125
阿洛西林	ND	LD 500，MD 250
青霉素 G	ND	LD 50000 单位，MD 25000 单位
喹诺酮类		
环丙沙星	ND	LD 50，MD 25
其他类		
氨曲南	ND	LD 1000，MD 250
达托霉素	ND	LD 100，MD 20
利奈唑胺	—	口服 200～300mg，qd
替考拉宁	15mg/kg	LD 400，MD 20
万古霉素	15～30mg/kg，每 5～7 天一次	LD 1000，MD 25
复方制剂		
亚胺培南/西司他丁	1g，bid	LD 250，MD 50
奎奴普丁/达福普丁	25mg/L，隔袋一次**	—
磺胺甲噁唑/甲氧苄啶	口服 960mg，bid	—

续表

药　　物	间断(每次交换,每日一次)	持续(mg/L;所有交换)
抗真菌药		
两性霉素	NA	1.5
氟康唑	200mg IP,每24～48h一次	—
氨苄西林/舒巴坦	2g,q12h	LD 1000,MD 100

注:ND—没有数据;NA—不适用;qd—每日一次;IP—腹腔内加药;bid—每日两次;LD—负荷剂量(mg/L);MD—维持剂量(mg/L)。

* 在有残余肾功能的患者(定义为尿量＞100mL/d)中,经肾脏清除的药物,按经验药物剂量应增加25%。

** 联合静脉给药每次500mg,每日两次。

对于一代头孢菌素,持续给药是否比间断给药更有效,相关资料并不充分。对于 CAPD 患者,每日一次腹腔内应用500mg/L 的头孢唑啉,24h 透析液中的药物浓度能达到合适的程度。已有大量证据表明,在 CAPD 患者中应用氨基糖苷类和万古霉素间断给药是有效的,而在自动腹膜透析(APD)方面的数据较少。表 7-3 给出了根据现有数据或充分经验所推荐的应用于 APD 患者的药物剂量[1]。

表 7-3　APD 患者间断应用抗菌药物的剂量

药　　物	IP 剂量
头孢唑啉	IP,20mg/(kg·d),长时日间留腹
头孢吡肟	IP,每天1g,加入一袋透析液
氟康唑	IP,200mg 加入一袋透析液,每隔24～48h
妥布霉素	IP,负荷剂量 1.5mg/kg,长时留腹,然后 0.5mg/(kg·d),长时留腹
万古霉素	IP,负荷剂量 30mg/kg,长时留腹;重复剂量 15mg/kg,每 3～5d 长时留腹(目标血清谷浓度＞15μg/mL)

注:IP—腹腔给药。

2.明确病原菌后的针对性治疗

一旦获得微生物培养和药敏结果,应调整抗菌药物并选用敏感的窄谱抗菌药物进行后续治疗。有残余肾功能(尿量≥100mL/d)的患者,经肾脏清除的抗菌药物剂量应增加25%。

大部分腹透相关性腹膜炎患者初始治疗48h 内临床症状得到改善,应每天检查透出液的混浊度,以确定感染是否好转。抗感染治疗至少需要 2 周,重症或特殊感染需要 3 周甚至更长时间。不同致病菌导致的腹膜炎在病因、抗菌药物选择、疗程及预后等方面具有各自的特点。

（1）金黄色葡萄球菌导致的腹膜炎

金黄色葡萄球菌导致的腹膜炎主要产生原因是出口处或隧道感染，因此需注意有无导管感染，若合并导管感染，必须拔管。PD 停止一段时间后（通常至少两周），可尝试再次开始 PD。

如果培养证明是 MRSA，必须用万古霉素治疗。万古霉素的腹腔使用剂量是 15～30mg/kg 体重，最大剂量是 2g。对一个体重 50～60kg 的患者可以每 5 天一次，每次 1g，IP。重复给药的时间应该基于万古霉素的谷浓度，可能每 3～5 天一次，当谷浓度降至 15μg/mL 或以下时应追加剂量。可口服利福平 600mg/d（单次或分次服用）联合腹腔抗菌药物治疗，但这种辅助治疗的疗程仅限一周，因为长程治疗经常发生耐药。也可以应用替考拉宁，使用剂量是 15mg/kg 体重，每 5～7 天一次 IP。如果发生了耐万古霉素的金黄色葡萄球菌腹膜炎时，可以考虑应用利奈唑胺、达托霉素或奎奴普丁/达福普汀。用药疗程至少 3 周。

（2）凝固酶阴性葡萄球菌所致腹膜炎

凝固酶阴性葡萄球菌所致腹膜炎主要由接触污染引起，很少与导管感染相关，应仔细检查患者的操作以预防复发。通常为较轻的腹膜炎，大多数发生表皮葡萄球菌腹膜炎的患者会有轻微腹痛，通常能在门诊治疗，对抗菌药物反应良好，一般治疗 2 周即可。若引起甲氧西林耐药，需用万古霉素治疗。

（3）链球菌和肠球菌性腹膜炎

链球菌和肠球菌性腹膜炎通常导致严重的腹痛。首选治疗方案是每次交换的透析液中加入氨苄西林 125mg/L。对于肠球菌性腹膜炎可联用一种氨基糖苷类抗菌药物（20mg/L，IP，每天一次）。肠球菌通常来源于胃肠道，需要考虑腹腔内病理状况，但是接触污染也是可能的，也可能来自出口处和隧道感染，因此要仔细检查出口处和隧道。已经有对万古霉素耐药的肠球菌（VRE）的报道，大多数与近期住院史和之前的抗菌药物使用相关，但在 PD 患者中并不常见。如果 VRE 对氨苄西林敏感，氨苄西林仍然是首选药物。利奈唑胺或奎奴普丁/达福普汀可用于治疗 VRE 腹膜炎。

（4）培养阴性腹膜炎

培养阴性腹膜炎大部分是由革兰阳性菌引起的，但由于技术原因或使用抗菌药物等情况，使得病原体未能被确认。如果患者的临床症状改善，可继续使用初始治疗方案。如果流出液很快转清，疗程应该是 2 周。如果 5 天后症状改善不显著，强烈建议拔除导管。

（5）绿脓杆菌腹膜炎

绿脓杆菌腹膜炎通常比较严重，常和导管感染相关。应用 2 种抗假单胞作用机制不同的抗菌药物，如头孢他啶、头孢吡肟、哌拉西林、妥布霉素和喹诺酮类。用药后应评估临床改善情况，3～5 天后重复进行腹透流出液细胞计数和培养。用药疗程至少 3 周。要尽一切可能避免绿脓杆菌腹膜炎，如果导管感染和腹膜炎同时存在，或腹膜炎之前就已有导管感染，必须拔管。

（6）其他单一性革兰阴性菌所致腹膜炎

其他单一性革兰阴性菌所致腹膜炎，比如大肠杆菌、克雷伯菌属或是变形菌属，应根据药敏结果选用抗菌药物。病因常常不清楚，可能是由于接触污染、出口处感染或者是肠源性，比如便秘、结肠炎或透壁移行。

（7）多种肠道致病菌腹膜炎

多种肠道致病菌腹膜炎可能是由于腹腔内部疾病引起，如憩室炎、胆囊炎、肠缺血、阑尾炎等。若出现低血压、败血症、乳酸酸中毒和/或腹透液淀粉酶增高，应立即考虑外科性腹膜炎的可能性。治疗常常需要用推荐剂量的甲硝唑联合氨苄西林、头孢他啶或一种氨基糖苷类等药物。在剖腹手术显示存在腹部疾病时，可能需要拔管。

由多种革兰阳性菌引起的腹膜炎比由多种肠道致病菌引起的腹膜炎更常见、预后更好。该种腹膜炎的来源更可能是污染或导管感染，应该回顾患者的技术操作，并仔细检查出口。由于污染引起的多种微生物腹膜炎通常应用抗菌药物治疗即可恢复而不用拔管，除非导管是感染的来源。有厌氧菌生长会增加死亡的危险，此时应该考虑是否行外科手术干预。

（8）分枝杆菌导致的腹膜炎

分枝杆菌导致的腹膜炎由结核分枝杆菌或非结核分枝杆菌引起，长期抗感染治疗临床无改善或反复发作培养阴性腹膜炎的患者应怀疑本病。虽然慢性结核性腹膜炎常伴透出液淋巴细胞增多，但细胞计数不能用于鉴别诊断，大多数急性分枝杆菌腹膜炎和细菌性腹膜炎相似，透出液以中性粒细胞占优势。

结核分枝杆菌腹膜炎的治疗应基于结核的一般治疗方案，应该检查患者的肺部情况和其他可能的肺外病灶。开始治疗要用的药有利福平、异烟肼、吡嗪酰胺、氧氟沙星，应避免使用链霉素和乙胺丁醇。口服利福平，腹透液中药物浓度较低，推荐腹腔内给药。吡嗪酰胺和氧氟沙星治疗 3 个月后要停用，而利福平和异烟肼要持续使用 12～18 个月。多重耐药性结核性腹膜炎的最佳疗程尚不明确。非结核分枝杆菌腹膜炎的治疗方案还未很好地建立，需要根据药敏结果实行个体化方案。

（9）真菌性腹膜炎

真菌性腹膜炎是一种严重的并发症，多见于近期有抗菌药物治疗细菌性腹膜炎史的患者，其预后差，病死率高。因此，通过显微镜检查或培养确定真菌性腹膜炎之后应立即拔出导管，并且继续使用敏感药物治疗至少 10 天。目前在使用抗菌药物期间是否需要口服抗真菌药物预防真菌性腹膜炎尚无统一结论。那些长期或频繁使用抗菌药物的患者，口服制霉菌素可以降低念珠菌腹膜炎的发生率[6]。治疗可先经验性联合使用两性霉素 B 与氟胞嘧啶。根据培养的菌种和 MIC 值，卡泊芬净、氟康唑、泊沙康唑或伏立康唑可用于替代两性霉素 B。

（10）难治性腹膜炎

经过 5 天适当的抗菌药物治疗，腹膜炎未能控制即可诊断为难治性腹膜炎（见表 7-4 的腹膜炎术语）。需要特别强调的是 PD 相关性腹膜炎的治疗目的是挽救生命、保护腹膜，而非保留 PD 导管。当抗感染治疗效果不佳时，为避免延长住院时间、进一步损害腹膜功能、增加发生真菌性腹膜炎的风险以及患者死亡，应该尽早拔管。拔管可能是针对复发或持续性腹膜炎最好的治疗方法[4]。对于复发性腹膜炎如果透出液转清，拔除和重新置管可同时进行，但要在抗菌药物持续治疗下完成，而难治性腹膜炎至少应在拔管 2～3 周或以后重新置管，而真菌性腹膜炎可能需要更长的时间。

表 7-4　腹膜炎术语[1]

术　语	意　义
再发	上一次腹膜炎治疗完成后 4 周内再次发生，但致病菌不同
复发	上一次腹膜炎治疗完成 4 周内再次发生，致病菌相同，或是培养阴性的腹膜炎
重现	一次发作治疗完成后 4 周之后再次发作，致病菌相同
难治性	合适的抗菌药物治疗 5 天后，引流液未能转清亮
导管相关性腹膜炎	腹膜炎与出口处或隧道感染同时发生，致病菌相同或 1 个位置培养阴性

第三节　腹膜透析相关性感染治疗的药学监护要点

1. 腹膜透析相关感染的微生物学监控

为了使 PD 取得成功，必须密切关注 PD 相关感染的预防。ISPD 指南强调每个中心应该定期监测感染率,包括出口处感染和腹膜感染,至少每年 1 次。单中心腹膜炎发生率应低于 1/18 个患者月。另外,ISPD 指南还强调,在临床工作中应该常规分析每一例腹膜炎的致病微生物及其对抗菌药物的敏感性,分析发生腹膜炎的可能原因。无论何时,只要可能,应该针对任何可逆性危险因素予以干预,坚持实施持续质量改进,以期减少各中心腹膜炎的发生。临床药师需要熟悉本中心的腹膜透析相关感染发生率、常见致病微生物及药敏,更准确地拟定经验性抗感染治疗方案。

2.抗菌药物的稳定性

万古霉素、氨基糖苷类药和头孢菌素可混于一袋透析液中而不会失去其生物活性。然而,由于药物的化学不相容性,氨基糖苷类药不应和青霉素类加到同一袋透析液中。对于任何需要混用的抗菌药物,必须分别用不同的注射器来加。万古霉素和头孢他啶加到同一袋透析液中(≥1L)是相容的,但如果在同一个注射器中混合或加到一个空透析液袋中再灌入腹腔,那就不相容了。

有数据显示,一些抗菌药物加到含葡萄糖的透析液中,其稳定的时间不同(见表 7-5)。抗菌药物的添加应该采用无菌技术。在用针插入进药端口之前,应该在端口放上碘伏,然后用 70% 酒精棉签擦拭,或是将洗必泰放在进药端口处 5min。交换的停留时间应该大于 6h。

表 7-5　不同抗菌药物在室温及冷藏条件下的稳定天数

药　　物	室温稳定天数	冷藏稳定天数	备　　注
万古霉素(25mg/L)	28	—	较高的环境温度可减少其稳定的持续时间
庆大霉素(8mg/L)	14	—	混合肝素后其稳定性的持续时间减少
头孢唑啉(500mg/L)	8	14	加肝素没有不利的影响
头孢他啶(125mg/L)	4	7	200mg/L 的头孢他啶冷藏可稳定 10 天
头孢吡肟	—	14	—

3.关注药物相互作用及不良反应

腹膜透析相关感染的治疗过程中,需要监护药物潜在的相互作用。如利福平是强有力的肝药酶诱导剂,会降低许多药物的水平,如华法林、他汀类和抗惊厥类药物。如果在应用氟喹诺酮的同时使用多价离子,如钙、口服铁、锌制剂、硫糖铝、镁铝抑酸剂或牛奶,可能发生螯合作用从而减少氟喹诺酮的吸收。因此,应用氟喹诺酮类药物时至少要与上述药物间隔两小时(先用氟喹诺酮)。三唑类抗真菌药为肝药酶抑制剂,可减慢很多药物的代谢,如口服降糖药、香豆素类抗凝药、环孢素、特非那定、西沙比利等。

此外,需关注药物的常见不良反应,如万古霉素和氨基糖苷类等肾毒性大的药物,有条件的应监测血药浓度。腹腔内应用抗菌药物主要是局部发挥作用,因此外周血中的抗菌药物水平主要是用来监测药物毒性而不是证明疗效的。常用药物重要的不良反应见表7-6。

表 7-6　常用药物重要的不良反应

药　　物	不 良 反 应	备　　注
β-内酰胺类	过敏反应	最严重的不良反应是 IgE 介导的超敏反应
	凝血功能异常	大剂量或重症患者,低凝血酶可用维生素 K 对抗
	肝脏/胆道损伤	苯唑西林易发生肝损,头孢曲松可发生"假胆结石"
	癫痫,抽搐	大剂量青霉素和亚胺培南易发生
氨基糖苷类	耳毒性、肾毒性	通常可逆,一般疗程不宜超过 2 周
	神经肌肉阻滞	较少见,合用肌松药是诱发的危险因素
万古霉素	耳毒性、肾毒性	与氨基糖苷类合用尤易发生,有条件监测血药浓度
	红人综合征	与万古霉素快速输液诱导组胺释放有关,应减慢输液速度
达托霉素	肌痛,磷酸肌酸激酶升高	建议每周检测 CPK,如果 CPK 超过 10 倍正常上限,或有肌病的症状且 CPK>1000,停药
利奈唑胺	可逆性骨髓抑制	常出现在治疗 2 周以后
	乳酸性酸中毒,周围神经病,视神经病变	治疗 4 周或以上,神经病变不可逆
喹诺酮类	中枢神经系统毒性	可见头晕、意识模糊、抽搐、癫痫发作
	QT 间期延长	避免与可能延长 QT 间期的药物联用
	肌腱炎/跟腱炎	>60 岁、合用激素、有肾病或移植患者,危险性增加
两性霉素 B	肾毒性	避免与肾损害药物同用,如造影剂、氨基糖苷类、顺铂等
	低钾血症	治疗期间定期监测电解质
	化学性腹膜炎与疼痛	腹腔内给药时引起

续表

药　物	不良反应	备　注
氟胞嘧啶	骨髓毒性、白细胞减少、血小板减少	应用本品时应定期复查外周血象
伏立康唑	视觉障碍	视物模糊、视物颜色改变或畏光,多在静脉给药后30～60min,一过性,多次给药后减轻

4.腹膜透析相关感染的预防及患者教育

置管术前应预先评估患者,确定理想的出口位置,保持患者大便通畅。术前一次单剂量的静脉使用抗菌药物可使感染的发生率下降,推荐使用第一代头孢菌素。在仔细衡量风险/收益比的前提下,也可考虑在置管时使用万古霉素。

预防导管感染是出口处护理的首要目标。应保持出口处干燥,在2周内忌洗浴。聚维酮碘或氯己定可以用于清洁,双氧水不应该常规使用,同时应避免过分牵拉合期的导管。金黄色葡萄球菌鼻部携带可增加出口、隧道的感染机会,使腹膜炎发生率上升,因而手部清洁工作是十分重要的。对于糖尿病、免疫抑制患者,金黄色葡萄球菌导管感染的危险性进一步增加。在出口周围处皮肤预防性每日使用莫匹罗星乳膏,能够有效减少金黄色葡萄球菌出口处的感染,但不能降低腹膜炎的风险。

> 患者教育
> ・ 腹透液混浊、腹痛和/或发热,立即向PD中心报告
> ・ 保存混浊的透析引出液,并带来门诊
> ・ 腹腔内应用抗菌药物,可长达3周
> ・ 如果症状加重或腹透液持续混浊,应向PD中心报告
> ・ 安排技术相关问题培训和再培训

【典型案例】

案例名称：腹膜透析相关性腹膜炎

1.主题词

腹膜透析;腹膜炎;抗菌药物。

2.病史摘要

患者,男,29岁,体重59kg,身高165cm,无过敏史。患者因腹膜透析置管术后19个月,腹痛4天入院。患者19个月前因诊断系膜增生性肾小球病变,

慢性肾脏病 5 期行局麻下腹膜透析置管术,腹膜透析维持治疗。4 天前患者无明显诱因下出现腹痛,呈持续性钝痛,伴发热,体温最高 38.3℃。3 天前,患者在家中自行用万古霉素 500mg 腹腔内注射,2 天前,自行加用阿米卡星 400mg 腹腔内注射,腹痛症状未见明显缓解。为进一步诊治入院。自发病以来,纳差、乏力,大便正常,无尿。既往:发现高血压 2 年余,口服硝苯地平控释片 30mg,qd,厄贝沙坦 150mg,qd,可乐定片 75μg,tid 等降压药物,血压控制尚可。

(1)体格检查

体温 37.9℃,心跳 107 次/分,呼吸 18 次/分,BP 165/113mmHg。贫血貌,心肺听诊无明显异常,腹软,脐周压痛,以脐左部为剧,移动性浊音阳性,腹膜透析管固定通畅,周围皮肤红肿,少量渗液,双下肢轻度凹陷性水肿。

(2)入院诊断

腹透相关性腹膜炎;系膜增生性肾小球肾炎,慢性肾脏病 5 期,肾性贫血,维持性腹膜透析;高血压病。

3.主要药物治疗过程

患者住院后相关检查:WBC $10.8×10^9/L$,N 85.5%,Hb 98.3g/L,CRP 11.6mg/L,PCT 2.05ng/mL,尿素氮 19.88mmol/L,肌酐 1236μmol/L。腹水常规:混浊有凝块,李凡他试验(+),有核细胞数 $206×10^6/L$。初始治疗方案:注射用阿米卡星 0.2g,IP,qd,保留过夜(留腹时间>6h),联合头孢呋辛钠针 0.75g,ivgtt,q12h 抗感染。第 3 天,患者腹透管隧道处分泌物培养:奇异变形杆菌,阿米卡星(敏感),即停用头孢呋辛钠针,继续使用阿米卡星,治疗后患者腹部症状逐渐缓解,腹透液转清,2 周后患者病情好转出院。

1 个月后,患者因腹痛腹胀,腹透管出口处脓性分泌物,伴发热(T 39℃)等症状再次入院。初始治疗方案:头孢唑啉钠与头孢他啶各 0.25g 加入 2000mL 腹透液中腹腔持续给药,治疗后患者仍有全腹持续性疼痛,症状未见明显缓解。第 3 天,患者腹水及血培养均提示:近平滑念珠菌。处理:予拔除腹膜透析管,置入深静脉透析导管,行血透治疗。停用原抗感染药物,予氟康唑注射液 0.2g,ivgtt,qod(血透后给药)。治疗后患者感染症状缓解,2 周后出院,出院后氟康唑胶囊 200mg,隔日血透后口服。

4.药学监护及用药建议

(1)抗菌药物的选择及用药调整

腹膜透析相关性腹膜炎的治疗目的是迅速控制感染以及保护腹膜功能,在明确致病菌之前就应该开始治疗,经验性治疗需要覆盖可能存在的所有严重致病菌。2010 年 ISPD 指南推荐使用第一代头孢菌素或万古霉素覆盖革兰阳性菌,第三代头孢菌素或氨基糖苷类药物覆盖革兰阴性菌。该患者两次住院针对腹膜炎的初始方案遵循上述原则。头孢呋辛钠为第二代头孢菌素,对革兰阳性菌的抗菌作用与第一代头孢菌素相近,可作为经验性选择。患者第一次住院腹透液培养结果显示变形杆菌,为革兰阴性菌,对阿米卡星敏感,治疗方案调整即停用头孢呋辛钠针,继续使用阿米卡星单药治疗,病情得到控制。

　　患者第二次腹膜炎感染症状加重,以头孢他啶和头孢唑啉钠加入腹透液中持续给药,头孢他啶与阿米卡星的抗菌谱相似,主要覆盖包括铜绿假单胞菌在内的革兰阴性菌。抗感染目标性治疗方案需根据患者的感染症状及病原学培养结果等确定。该患者腹透液培养:近平滑念珠菌,显示真菌性腹膜炎。与其他病原体相比,真菌性腹膜炎与更高的住院率、拔管率、转血透率和死亡率相关。该患者前期因革兰阴性菌腹膜炎而使用抗菌药物是其重要的危险因素之一,在确定为真菌性腹膜炎后,拔除了患者的腹透导管,改行血透治疗,并予抗真菌药物氟康唑,治疗有效。抗感染的疗程主要取决于临床疗效,普通感染两周即可,对于真菌性腹膜炎应适当延长疗程,一般建议在临床症状控制后继续治疗10~14天,该患者出院后仍需要继续口服氟康唑治疗。

　　(2)用药监护及用药教育

　　腹透患者发生腹膜炎时腹腔使用抗菌药物比静脉用药好,因为经腹腔使用可局部达到较高的药物浓度。该患者在腹透管拔除之前,阿米卡星采用腹腔内间断给药,保留过夜,留腹时间>6h,这样可以使抗菌药物得到充分的吸收。氨基糖苷类药物经肾排泄,虽尚无证据表明短程使用会损害患者的残余肾功能,但仍应注意监护患者的肾功能。

　　大部分β-内酰胺类、氨基糖苷类以及氟康唑都是主要经肾脏排泄,肾功能衰竭时,药物的肾脏排泄速度减慢。临床用药应根据患者的肾功能情况,同时考虑腹膜透析以及血液透析对药物的清除情况调整给药方案。因此针对患者静脉给药的头孢呋辛钠针以及氟康唑注射液均应作给药方案调整,临床药师建议头孢呋辛钠针在腹膜透析时以延长给药间歇为宜,针对该患者可改0.75g,q12h为1.5g,qd给药更合适。另外考虑氟康唑在血液透析时可被清除,用药应在血透后给予100%的推荐剂量。

　　临床药师需要关注患者的每日医嘱变化,及时发现药物相互作用,适时干预,如氟康唑为肝药酶CYP2C9和CYP3A4的抑制剂,可减慢华法林、口服降糖药、环孢素、特非那定、茶碱等的代谢。同时须告知患者,出院后不可随意更改药物,因其他疾病需要增添药物治疗时,必须咨询医师或药师。

参考文献

［1］Li P K，Szeto C C，Piraino B，et al. Peritoneal dialysis-related infections recommendations：2010 update［J］. Perit Dial Int，2010，30(4)：393-423.

［2］陈灏珠，林果为，王吉耀. 实用内科学［M］. 14 版. 北京：人民卫生出版社，2013.

［3］Cho Y，Johnson D W. Peritoneal dialysis-related peritonitis：towards improving evidence，practices，and outcomes［J］. Am J Kidney Dis，2014，64(2)：278-89.

［4］Barretti P，Doles J V，et al. Efficacy of antibiotic therapy for peritoneal dialysis-associated peritonitis：a proportional meta-analysis ［J］. BMC Infect Dis，2014，14：445.

［5］Ballinger A E，Palmer S C，et al. Treatment for peritoneal dialysis-associated peritonitis ［J］. Cochrane Database Syst Rev，2014，26(4)：CD005284.

［6］Campbell D J，Johnson D W，et al. Prevention of peritoneal dialysis-related infections ［J］. Nephrol Dial Transplant，2014，10：1-12.

第八章 儿童腹膜透析患者的药学服务

自 1948 年 Bloxsom 及 Powell 首次尝试采用腹膜透析(PD)治疗儿童急性肾功能衰竭后[1],腹膜透析很快被推广到世界范围,目前已成为终末期肾病(ESRD)儿童首选的肾脏替代治疗方式。腹膜透析技术相对简单,不需要血液透析(HD)所需的血管通路(婴幼儿的血管通路建立较为困难),能够在家中进行,患儿可以有规律地上学及参加正常的社会活动。

第一节 儿童腹膜透析的特点

儿童每公斤体重腹膜面积约为成人的 2 倍,单位有效滤过面积大,水超滤效果好;儿童没有成人血管硬化所致的腹膜毛细血管改变,其通透性较好,溶质清除率高。虽然儿童腹膜对中小分子物质的通透性与成人相似,但滤过效率明显高于成人,一般只需要 1.5% 与 2.5% 葡萄糖 PD 液,4.25% 的高渗 PD 液易导致儿童高血糖,甚至高渗性昏迷,影响腹膜功能及诱发腹膜硬化,若无严重水钠潴留及充血性心力衰竭应尽量少用。

美国国家肾病基金会肾脏病预后质量(NKF-K/DOQI,2006 年)指南[2]中指出,当儿童患者肾小球滤过率(GFR)在 $9\sim14mL/(min \cdot 1.73m^2)$ 可考虑开始透析,当 $GFR \leqslant 8mL/(min \cdot 1.73m^2)$ 推荐开始透析。某些情况下 GFR 虽未达到上述指标,但患儿出现持续的难以控制的营养不良、水钠潴留、高血压、高血钾、高血磷、酸中毒和生长障碍或尿毒症性周围神经病变,也应及早透析。

儿童患者腹膜平衡实验(PET)[3]的结果应参考儿科标准(见表 8-1)。

表 8-1　PET 评估患儿腹膜转运特性

D/P(肌酐)	D/D$_0$(葡萄糖)	转运类型
>0.77	<0.22	高
0.64～0.77	0.22～0.32	高平均
0.51～0.63	0.33～0.43	低平均
<0.51	>0.43	低

高转运者采用短时间、多透析周期的连续循环腹膜透析(CCPD)或夜间间歇性腹膜透析(NIPD)可能最有效;低平均转运者可能更适于长留腹时间的方案,如 CAPD。

对于儿童,充分性评价应在腹膜透析开始后 2～4 周进行,建议儿童患者每周总 Kt/V 至少大于 1.8。同时还应包括一系列临床、代谢和社会心理方面的评价,包括液体平衡、电解质和酸碱平衡、钙磷代谢平衡、营养摄入、贫血控制、血压控制、生长发育水平、社会心理回归的水平等。

第二节　儿童腹膜透析患者的营养状态及生长发育评估

一、一般营养状态的评估

1.评估指标

(1)每月评估指标

仰卧位身长/站立位身高、体重、头围、中点臂围、三头肌皮肤皱褶厚度、皮肤、头发、指甲、牙齿、容量状态如水肿和血压、尿素氮、肌酐、电解质、酸碱状态、血常规、血糖等。

(2)每 3 个月评估指标

白蛋白、前白蛋白、转铁蛋白、胆固醇、尿素氮、肌酐、铁蛋白等。

2.达标要求

身高、体重增长与百分位线平行,低于目标的处于追赶状态。根据年龄不同,参照 2006 年 K/DOQI 指南推荐标准[2],腹膜透析患儿每日所需能量和蛋白质分别见表 8-2 和表 8-3。

表 8-2 腹膜透析患儿能量需求

年　龄	能量需求[kcal/(kg·d)]
0～6 个月	≥108
7～12 个月	≥98
1～3 岁	102
4～6 岁	90
7～10 岁	70
(女)11～14 岁	47
(女)15～18 岁	40
(男)11～14 岁	55
(男)15～18 岁	45

表 8-3 腹膜透析患儿蛋白质摄入量

年　龄	蛋白质摄入量[g/(kg·d)]
0～6 个月	1.8
7～12 个月	1.5
1～3 岁	1.3
4～13 岁	1.1
14～18 岁	1.0

二、生长发育的评估

1.评估指标

每月仰卧位身长/站立位身高,每 3 个月发育评估,每年手部和腕关节的 X 线摄片。

2.治疗措施

首先需改善一般营养状况,当改善一般营养状况而生长率无提高者,可考虑应用生长激素。生长激素的应用方案、应用前评估、应用期间随访项目等内容详见下文(第三节与第四节相关部分)。

第三节 儿童腹膜透析患者用药的特点

儿童患者,特别是婴幼儿,处于生长发育阶段,肝肾功能、中枢神经系统、内分泌系统等均未发育成熟,药物代谢酶分泌不足或缺如,对药物的敏感性较高、耐受性差,极易产生药物不良反应。然而目前已上市的有儿童适应证的药物占少数,多数药物的药效学和药代动力学在儿童与成人中有着显著差异,不能单纯依靠体重或体表面积来折算儿童用量,这也提高了对腹透患儿进行药学服务的难度。

与成人类似,儿童腹透患者所涉及的药物包括抗感染药物、抗高血压药物、调节钙磷平衡药物、抗贫血药物等,同时涉及生长发育、营养相关药物如生长激素。以下分类论述各类药物在儿童中的应用特点。

一、抗感染药物

抗感染药物的使用常见于儿童腹膜透析相关性腹膜炎和出口处和(或)隧道感染。在抗感染药物选择上,除了要根据病原菌种类及药物敏感试验结果选用药物,还需要结合儿童生长发育各个阶段和器官功能状态考虑药物可能对儿童产生的危害。如氨基糖苷类抗菌药物具有明显的耳、肾毒性,应尽量避免应用。万古霉素亦有一定耳、肾毒性,应仅在有明确指征时方可选用,并在治疗过程中严密观察不良反应,监测血药浓度。四环素类可导致牙齿黄染及牙釉质发育不良,不可用于8岁以下儿童。喹诺酮类药物尽量避免用于骨骼系统尚未发育完全的18岁以下儿童,只有当重症细菌感染患儿又无其他敏感药物时才可短期应用。

1.腹膜炎中的抗感染药物使用

腹膜炎是导致患儿退出腹膜透析的最主要因素,严重者可致腹膜硬化甚至死亡。其定义、临床表现、诊断标准、病因等基本与成人相同(可参考前述腹透相关感染的章节),而病原菌与成人略有差别:以革兰阳性菌感染居多,主要包括凝固酶阴性葡萄球菌或金黄色葡萄球菌,其次为链球菌或肠球菌;革兰阴性菌感染中以假单胞菌较常见,其次为肠杆菌科细菌;真菌性腹膜炎仅占2%左右。

一旦考虑腹膜透析相关性腹膜炎，在留取标本送检后即应开始经验性抗感染治疗[3]。应选择最高有效性和最低不良反应的药物，腹腔内给药优于静脉给药。对于儿童，通常联合应用第一代头孢菌素（如头孢唑啉）和第三代头孢菌素（如头孢他啶）。对既往有抗甲氧西林金黄色葡萄球菌（MRSA）感染者或MRSA携带者，近期有出口处或隧道感染者、明显发热或明显腹痛者或年龄＜2岁的患儿，需考虑联合应用糖肽类抗菌药物（如万古霉素）和头孢他啶。在明确病原菌之后，应尽快更换至敏感药物治疗。具体处理流程参考图 8-1[4]。

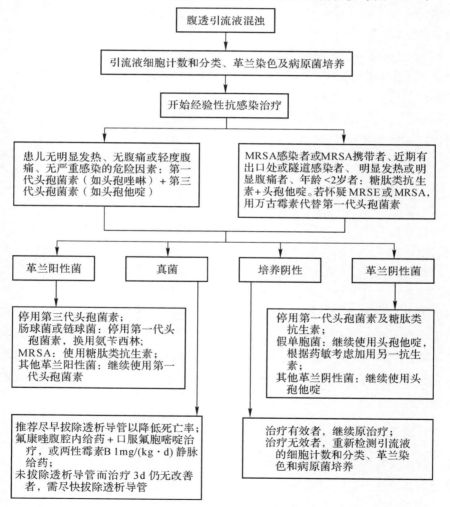

图 8-1　儿童腹膜炎处理流程[4]

抗菌药物经腹腔内给药的方式有两种:持续性和间歇性,常用剂量见表 8-4
(参考 2012 年国际腹膜透析协会(ISPD)制定的儿科腹膜透析导管相关性感染
及腹膜炎的预防和治疗共识指南[5])。出现腹膜炎时推荐的每次透析液交换量
为 1100 mL/m²,若交换量偏小,则相应的抗菌药物浓度会增加(抗菌药物的剂
量不变)。

对急性期腹膜炎患儿,特别是 APD 患儿推荐持续性腹腔给药,需延长每次
腹膜透析液的留腹时间至 3~6h 并予以负荷剂量抗菌药物以达到最好的治疗
效果。待症状缓解且引流液转清后(一般在治疗 48 h 内),可恢复至原透析方案
并给予维持剂量抗菌药物治疗。间歇性腹腔内给药时,若患者有残余肾功能,
万古霉素、替考拉宁等糖肽类抗菌药物的排泄将增加,此时除非有条件每日监
测血药浓度,否则并不推荐间歇性给药方式。在首次给药 2~4 天后,若万古霉
素浓度<15mg/L 或替考拉宁浓度<8mg/L,需重复给药[5]。

表 8-4　儿童腹膜炎常用抗菌药物腹腔内给药剂量[5]

抗菌药物	持续性腹腔内给药		间歇性腹腔内给药
	负荷剂量	维持剂量	
头孢唑啉	500mg/L	125 mg/L	20 mg/kg,qd
头孢吡肟	500mg/L	125 mg/L	15 mg/kg,qd
头孢噻肟	500mg/L	250 mg/L	30 mg/kg,qd
头孢他啶	500mg/L	125 mg/L	20 mg/kg,qd
氨苄西林	—	125 mg/L	—
万古霉素	1000mg/L	25mg/L	30mg/kg;重复给药 15 mg/kg,q3~5d
替考拉宁	400mg/L	20 mg/L	15mg/kg,q5~7d
环丙沙星	50mg/L	25 mg/L	—
氨曲南	1000 mg/L	250 mg/L	—
亚胺培南/西司他丁	250mg/L	50mg/L	—
氟康唑	—	—	6~12mg/kg,q1~2d,最大 400mg/d

2.出口处和(或)隧道感染的治疗

通常需等培养结果出来后方开始使用抗菌药物,但感染严重者可先予以口
服第一代头孢菌素,进行经验性治疗。2010 年《腹膜透析标准操作规程》[4]也推
荐年龄大于 12 岁的患儿可用喹诺酮类药物环丙沙星进行治疗,但应严格把握用药

指征,只有当重症感染又无其他敏感药物时可短期应用,以免对骨骼系统产生损害。

对葡萄球菌感染患儿,可口服第一代头孢菌素或耐青霉素酶青霉素。避免经验性使用糖肽类抗菌药物以防止耐药菌的产生。对革兰阴性菌感染患儿,若年龄大于 12 岁,在权衡利弊及密切监测前提下,可予环丙沙星口服治疗(20 mg/kg·d,最多 1g/d),其他患儿需头孢菌素腹腔内给药。

持续抗菌药物治疗至症状完全缓解后 1 周。经 2~4 周治疗后症状无改善者,需予以相应处理,包括除去透析导管涤纶套、重置透析导管等。

及时诊断和治疗金黄色葡萄球菌携带者。若患儿或看护者鼻腔携带金黄色葡萄球菌,需予以莫匹罗星涂鼻腔和出口处。

二、抗高血压药物

儿童高血压多表现为轻、中度血压升高,通常没有自我感知,肾性高血压是继发性高血压的首位病因,占继发性高血压的 80% 左右。血压控制以减少靶器官损伤为目的,2016 年欧洲高血压协会发布的《儿童和青少年高血压管理》建议,对于无蛋白尿的儿童、青少年慢性肾脏病(CKD)人群,血压宜控制在年龄、性别、身高相同分组的 75 百分位以下;对于有蛋白尿者则更低,控制在 50 百分位以下[6]。

儿童慢性肾病合并高血压时,需强化降压、降低蛋白尿、阻止肾功能恶化,治疗药物原则是从单一用药、小剂量开始。表 8-5 列举了几种常用降压药在儿童中的用法用量及注意事项,其他药物的使用可参考 2016 年欧洲高血压协会或 2017 年美国儿科学会发布的相关儿童和青少年高血压管理指南。

表 8-5 常用抗高血压药物的儿童用量及特点

药 物	儿童用量*	肾功能不全时的剂量调整**	特 点
卡托普利	开始 0.3mg/kg tid 口服,必要时每隔 8~24h 增加 0.3mg/kg	GFR[mL/(min·1.73m²)] 30~50:75%;10~29:75%;<10:50%。腹膜透析后追加:50%	不良反应有干咳、血管神经性水肿、血肌酐上升
依那普利	1 个月~12 岁:起始 0.1mg/kg qd,可增至 1mg/(kg·d),分 1~2 次口服		降压作用强于卡托普利,不良反应发生率较低
缬沙坦	6~16 岁:最初 1.3mg/kg qd 口服,最大初始剂量 40mg/d;可增至 2.7mg/kg qd,最大剂量 160mg/d	无须调整	易引起血肌酐可逆性上升、高血钾

续表

药 物	儿童用量*	肾功能不全时的剂量调整**	特 点
氨氯地平	1个月～12岁：初始0.1～0.2mg/kg qd口服，必要时可增至0.4mg/kg，最高10mg,qd	无须调整	可有面色潮红、踝部水肿、头痛等反应
硝苯地平	1个月～12岁：0.2～0.3mg/(kg·次)tid口服，最大3mg/(kg·d)或90mg/d(普通片)	—	常见外周水肿、头痛、血管扩张等反应
呋塞米	1个月～12岁：每次口服0.5～2mg/kg,bid/tid，最大80mg/d；静注每次0.5～1mg/kg,必要时q8h，最大每次4mg/kg	—	常见水、电解质紊乱
美托洛尔	琥珀酸盐：0.5～1.0mg/kg qd口服；酒石酸盐：每次1mg/kg qd/bid，必要时增至8mg/(kg·d)	无须调整	可有心动过缓、心悸、头晕头痛等反应
哌唑嗪	小于7岁：每次0.01mg/kg,可增至每次0.02～0.04mg/kg,一日2～3次口服；7～12岁：0.5mg/次,一日2～3次		常见体位性低血压、头痛、嗜睡、心悸、恶心等反应
硝普钠	静滴：0.5μg/(kg·min)开始，必要时以0.2μg/(kg·min)递增，最大8μg/(kg·min)(如超过24h，最大剂量为4μg/(kg·min)	GFR(mL·min/1.73m²)30～50:100%;10～29:100%;<10:100%。腹膜透析后追加:100%	可有恶心、呕吐、肌颤、出汗等反应，降压作用迅速，但持续时间短

资料来源：* 美国 PNDH 手册[7]；** 肾衰药物手册[8]。

ACEI、ARB 和 CCB 在标准剂量下较少发生不良反应，通常作为儿科抗高血压药物首选。利尿剂可作为二线药物或与其他类型药物联合使用，解决水钠潴留及用于肾脏疾病引起的继发性高血压，但在 ESRD 患者中，噻嗪类、螺内酯均不宜使用，仍有残余尿时可用袢利尿剂；其他种类药物如 α 受体阻滞剂和 β 受体阻滞剂，因为不良反应的限制多用于严重高血压和联合用药。

中重度高血压单药治疗效果不佳时，考虑联合用药，适用于 ESRD 儿童的方案有：ACEI/ARB＋二氢吡啶类 CCB、ACEI/ARB＋β 受体阻滞剂、二氢吡啶类 CCB＋β 受体阻滞剂，三药联合可用二氢吡啶类 CCB＋ACEI/ARB＋β 受体阻滞剂。四药联合的方案主要适用于难治性高血压患者，即在上述三药联合基础上加用第四种药物如 α 受体阻滞剂或中枢 α 受体激动剂等。

发生儿童高血压急症，即血压持续超过 P99 的高血压，合并中枢神经系统、心脏、肾脏等靶器官明显损伤和严重功能障碍时，应视临床情况的不同使用短效静脉降压药物如硝普钠。

三、调节钙磷平衡药物

儿童腹膜透析患者常并发钙磷代谢紊乱,造成肾性骨病,表现为生长迟缓、骨痛、骨骼变形,可有继发性甲状旁腺功能亢进症(SHPT)性骨病即高转运性骨病、骨软化症或动力缺陷性骨病即低转化性骨病、混合性骨病及铝中毒性骨病等。

对腹膜透析患儿应每月测血钙和血磷,每 2～3 个月测甲状旁腺激素(PTH),每 6 个月测碱性磷酸酶。要求血钙、血磷和钙磷乘积在正常范围,PTH 维持在 150～300pg/mL。在用低钙透析液、含钙的磷结合剂、大剂量活性维生素 D 冲击治疗或体内血钙、血磷、PTH 变化大时,应根据病情相应增加血钙、血磷的监测频率,及时调整治疗方案。具体治疗策略见表 8-6[4]。

表 8-6　儿童腹膜透析患者钙磷代谢异常的治疗策略[4]

PTH（pg/mL）	血钙（mmol/L）	血磷（mmol/L）	治疗策略
<150	≥2.5	正常/升高	停用骨化三醇,使用生理钙透析液,减少碳酸钙,使用无钙磷结合剂
<150	<2.5	正常/升高	减少骨化三醇 50%
150～300	<2.5	正常	继续使用骨化三醇和磷结合剂
>300	<2.5	正常	开始使用或增加骨化三醇剂量
>300	<2.5	升高	饮食指导,增加透析中磷的清除率,开始使用或增加碳酸钙
>500	≥2.5	升高	停用骨化三醇,使用生理钙透析液,减少/停用碳酸钙 使用无钙磷结合剂,仍无效考虑甲状旁腺次全切除

1.活性维生素 D

目前国内常用的活性维生素 D 制剂有骨化三醇[1,25-$(OH)_2D_3$] 和 α-骨化醇[1α-$(OH)D_3$]。α-骨化醇需在肝脏经 25-羟化酶作用转化为骨化三醇后才可起作用。关于活性维生素 D 制剂在儿童腹膜透析患者中的用法用量推荐,尚无指南或统一标准。参考 2012 年 BNF(英国国家处方集),1,25-$(OH)_2D_3$ 用于小剂量持续疗法时,1 个月以上儿童起始 $0.015\mu g/kg$,一天 1 次口服,必要时每 2～4 周增加 $0.005\mu g/kg$(最大 $0.25\mu g/d$);而 1,25-$(OH)_2D_3$ 用于大剂量间歇疗法（冲击疗法）时，儿童经验也有限，BNF 仅列出在 12～18 岁患儿中的用法：按 $0.01\mu g/kg$（一般用量 0.5～3μg/次），一周 3 次给药，必要时可增量。

2. 磷结合剂

各种磷结合剂的特点已在前述钙磷平衡紊乱的相关章节中提及。而对于儿童患者，选择合适的磷结合剂，除需结合血钙、血磷水平外，还应考虑儿童挑食（含磷食物摄取过多或过少）、吞咽能力差、服药依从性低等特点。同时由于磷结合剂必须进餐时服用，且需长期服用，因此药物的口味和剂型非常重要。

传统磷结合剂，多为含铝、含钙复合物，有引起钙负荷增加、铝中毒的风险；非钙非铝的新型磷结合剂，如镧制剂、司维拉姆、镁盐、含铁磷结合剂等，不良反应相对较小，临床应用越来越多。但新型磷结合剂价格昂贵，且在 18 岁以下儿童中的安全性和有效性尚待考察，儿童应用报道较少。

四、肾性贫血治疗药物

肾性贫血在 CKD 患儿中发病率很高，对患儿的生活质量和长期生存有重要影响。PD 患儿应每月测血红蛋白和血细胞比容，每 3 个月测血清铁、铁蛋白和转铁蛋白饱和度以评价铁缺乏状态。要求达到：血红蛋白 110～120g/L，红细胞压积 33%～36%[4]。

1. 铁剂

缺铁性贫血的儿童往往在基本动作技能、智力、记忆力和对环境的适应能力、拓展能力的发展中不如正常儿童。铁缺乏也是导致红细胞生成刺激剂（ESAs）治疗反应差的主要原因。

患儿可先试用口服途径补铁，或根据铁缺乏状态直接应用静脉铁剂治疗。常规口服补铁量为 3～6mg/(kg·d)（最大 200mg/d），分 2～3 次服用，1～3 个月后再次评价铁状态，如果铁状态、血红蛋白没有达到目标值（同用 ESAs 的状态下）或口服铁剂不能耐受者，推荐改用静脉途径补铁。静脉补铁给予的剂量和间隔应根据患者对铁剂的反应、铁状态、血红蛋白水平、ESAs 用量、ESAs 反应及近期并发症等情况调整。

2. 红细胞生成刺激剂（ESAs）

现常用的 ESAs 为第 1 代 ESAs，即重组人促红细胞生成素（rhEPO），可增加红系造血祖细胞的增殖、分化，半衰期短，每周需给药 1～3 次。儿童 EPO 的用药方案见图 8-2[4]。

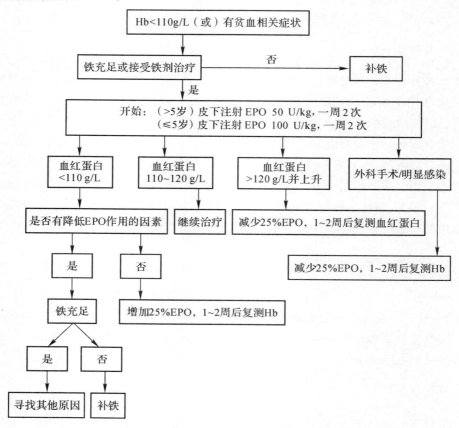

图 8-2　儿童 EPO 使用方案[4]

五、生长激素

生长激素—胰岛素样生长因子(GH-IGF)轴紊乱使机体对生长激素反应低下,是 ESRD 儿童生长发育迟缓的重要原因,给予适量的重组人生长激素(rhGH),可恢复 GH-IGF 的生物活性,加快患儿生长发育。

1.应用前评估

生长激素应用前须进行以下评估:是否身高<同年龄第 3 百分位和(或)生长速率减慢;是否存在酸碱/电解质紊乱、营养不良、透析不充分、亚临床感染、炎症及肾性骨营养不良。

2.检测指标

(1)身高、体重、血压、心率、发育程度。

(2)实验室指标,包括骨龄和髋关节 X 线片,血、尿、大便常规,肝肾功能,胰岛素样生长因子(IGF-1),胰岛素样生长因子结合蛋白 3(IGF-BP3),甲状腺功能(FT3、FT4、TSH),血钙,血磷,碱性磷酸酶等。

生长激素治疗方案如图 8-3 所示[4],注意骨骺闭合的儿童禁用生长激素。

生长激素计量单位的换算:3IU＝1mg。

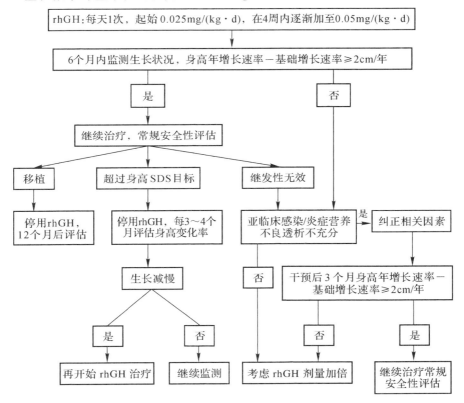

图 8-3 生长激素治疗方案[4]

第四节　儿童腹膜透析患者的药学监护要点

一、抗感染药物

抗感染药物的选择、用法用量、疗程应根据病原菌种类及药物敏感试验结果来确定,同时要考虑药物对各个生长发育阶段儿童可能产生的危害。如万古霉素有一定耳、肾毒性,喹诺酮类药物易致骨骼系统损伤,应仅在有明确指征时方可选用。具体到单个药物,应观察药物不良反应的情况并及时处理,分析药物浓度监测结果,评估治疗效果等(在前述腹透相关感染的章节中已罗列出各类抗菌药物的特点,可供参考)。

同时临床药师应对腹膜透析患儿及家长进行教育,指导其如何正确护理导管和出口处、如何识别腹透相关感染的症状表现,并熟知本中心腹透相关感染常见致病微生物和药敏,以利于更准确地制订经验性抗感染方案。

二、抗高血压药物

多数降压药物均未被真正批准用于儿童高血压的治疗,但各国也未从法律法规上限制各类抗高血压药应用于儿童。在临床实际应用中,宜以单药治疗为起始,以 ACEI、ARB 和 CCB 为首选,若控制不佳时再采用联合用药方案,同时应注意根据血压变化及时调整降压药的用法用量,评价降压效果,关注药物不良反应是否发生。

三、调节钙磷平衡药物

1. 活性维生素 D

应在夜间睡眠前肠道钙负荷最低时给药。应用不当可使 PTH 过度抑制,可能导致动力缺失型骨病发生。

2. 磷结合剂

应根据患儿自身特点选择合适的种类及剂型。磷结合剂在进餐时服用,或餐后立即服用。含钙磷结合剂常见胃肠道不适的不良反应,使用时应防止高血钙的发生,监测血磷、血钙、PTH、骨的生化指标、骨外钙化等指标。新型磷结合剂,如碳酸镧、司维拉姆在儿童中的应用资料较少,可在传统磷结合剂无效的情况下使用,应注意不良反应及疗效的监护。

四、肾性贫血治疗药物

1.铁剂

(1)口服铁剂

常见胃肠道不良反应,如恶心、呕吐、上腹疼痛、便秘及排黑便。宜在饭后或饭时服用,以减轻胃肠刺激。维生素 C 可利于铁的吸收,磷酸盐、鞣酸等则会妨碍铁的吸收。

(2)静脉注射用铁剂

会有潜在致命的过敏反应,有支气管哮喘、铁结合率低或叶酸缺乏的病人应尤其注意。给予初始剂量静脉铁剂治疗时,输注 60min 内应对患者进行监护,需配有复苏设备及抢救药物,轻度过敏应服用抗组胺药物,重度过敏应立即给予肾上腺素。如果注射速度太快,会引发低血压。当有全身活动性感染时会导致铁状态的改变,应禁用静脉注射用铁剂治疗。

2. EPO

建议皮下注射给药。初次使用时建议先少量,确定无过敏反应后,再注射全量。在用药初期可有头痛、低热、乏力等肌痛及输液样反应,对症治疗后可好转。需监测血压,尤其是原有高血压病者、快速纠正贫血者、大剂量应用红细胞生成素者,必要时应减量或停药,并调整降压药的剂量。

五、生长激素

生长激素可引起一过性高血糖现象,通常随用药时间延长或停药后恢复正常。常见注射部位局部一过性反应(疼痛、发麻、红肿等)和体液潴留的症状(外周水肿、关节痛或肌痛),这些副作用发生较早,但发生率随用药时间而降低,罕见影响日常活动。长期注射体内可能有抗体产生,若抗体结合力超过 2mg/L,则可能会影响疗效。

最初 1~2 个月应随访:血压、IGF-1、IGF-BP3、FT3、FT4、TSH。每 3 个月随访:PTH 及治疗前的检查项目。每 12 个月进行糖化血红蛋白检查和眼底检查(排除良性颅内压增高)。

【典型案例】

案例名称:慢性肾脏病 5 期儿童患者肾性高血压、肾性贫血的处理

1. 主题词

儿童;慢性肾脏病 5 期;腹膜透析;肾性高血压;肾性贫血

2. 病史摘要

患儿,男,5 岁 3 个月,因面色苍黄 3 年余,血肌酐升高 3 个多月入院。患儿 3 年多前无明显诱因下出现面色苍黄,家长未重视。3 个多月前患儿发热后出现眼睑及颜面部浮肿,当地查尿蛋白 2+,血肌酐 500~600μmol/L。遂至上海就诊,查血肌酐 928μmol/L,双肾 GFR 12.2mL/min,但患儿家属拒绝透析治疗。后至北京口服中药治疗 1 个多月,复查血肌酐 1707μmol/L,尿素氮 67.84μmol/L。2 个月前至某院,诊断为慢性肾脏病 5 期、肾发育不良、高血压脑病,收入院后予降血压、利尿、纠正贫血、调节钙磷平衡等治疗,并予腹膜透析治疗。后患者逐渐好转出院,维持腹透(2.5% 低钙透析液,600mL,q6h,留腹 4h)1 个多月,每日超滤 360~570mL,尿量 50~80mL,血压 110/70mmHg 左右,肌酐 900~1000μmol/L。今为进一步诊治、评估而入院。

体格检查:体重 16.5kg,血压 120/79mmHg,神清,精神偏软,面色苍黄。

3. 药物治疗方案

(1)入院前用药

苯磺酸氨氯地平片 2.5mg po qm 降压,螺内酯片 10mg po q12h 利尿,骨化三醇胶丸 0.25μg po bid 调节钙磷平衡,重组人促红素 1500IU ih biw 纠正贫血。

(2)入院后调整

1)血压偏高,动态血压监测提示总平均血压 128/87 mmHg,予加用缬沙坦 26.7mg po qm 降压。

2)查血红蛋白 145g/L,红细胞压积 45.3%,血清铁蛋白 223ng/mL,促红细胞生成素正常范围,叶酸、维生素 B_{12} 偏高,予重组人促红素减至每周 1 次,单次剂量仍为 1500IU ih。

4. 药师分析与建议

(1)降血压

2016 年欧洲高血压协会《儿童和青少年高血压管理》建议,有蛋白尿者的血压宜控制在年龄、性别、身高相同分组的 50 百分位以下。患儿 5 岁 3 月,血压

控制在 108/68 mmHg 以下为佳。患儿入院后单药治疗血压控制不佳,平均血压 128/87mmHg,故予调整降压方案。在药物选择上,儿童降压以 CCB、ACEI、ARB 为一线用药,结合患儿既往病史,上次出院后已加用 CCB 类药物氨氯地平,今加用 ARB 类药物是合理的。在给药剂量上,缬沙坦推荐 1.3mg/kg qd 起始,患儿 16.5kg,考虑给药方便,予缬沙坦胶囊(代文 80mg 规格)1/3 粒,即 26.7mg po qm。若患儿血压控制不佳,可继续增加缬沙坦用量(最大至 2.7mg/kg qd,根据美国 PNDH 药物手册)。同时,氨氯地平用量也可继续加大至 0.4mg/kg。但用量增加同时应密切关注上述两药的副作用,以患儿能耐受为前提。

(2)纠正贫血

促红素在儿童中的推荐剂量为:大于 5 岁,50IU/kg ih biw;小于 5 岁,100IU/kg ih biw。患者上次住院给予促红素方案时为 5 岁 1 个月,且血红蛋白仅 81g/L,按 100IU/kg biw,给予 1500IU ih biw 纠正贫血,给药方案合理。但患儿此次入院查血红蛋白 145g/L,红细胞压积 45.3%,均高于推荐值(血红蛋白 110~120 g/L,红细胞压积 33%~36%),提示其促红素用量过高、血红蛋白上升过快、促红素治疗敏感,血压升高也可能与血红蛋白过高有关。现将患儿促红素减至每周 1 次,单次剂量未变,暂观疗效,视血红蛋白水平仍可每 1~2 周减少 25% 用量,以血红蛋白 120 g/L 左右为宜。

参考文献

[1] 余学清.腹膜透析治疗学[M].北京:科学技术文献出版社,2007.

[2] National kidney foundation-K/DOQI Clinical practice guidelines and recommendations:2006 update.

[3] 吴伟岚,卫敏江.儿童腹膜透析相关性腹膜炎的治疗进展[J].国际儿科学杂志,2008,35(1):35—38.

[4] 陈香美.腹膜透析标准操作规程[M].北京:人民军医出版社,2010.

[5] 国际腹膜透析协会(ISPD). Consensus guidelines for the prevention and treatment of catheter-related infections and peritonitis in pediatric patients receiving peritoneal dialysis:2012 update,Peritoneal Dialysis International,2012,32(Suppl 2):S32-86.

[6] 欧洲心脏学会/欧洲高血压协会.儿童、青少年高血压诊治指南[Z].2016.

[7] 美国药师协会. Pediatric & Neonatal Dosage Handbook(PNDH)[Z].第 23 版.2016.

[8] 翟所迪.肾衰药物手册[M].北京:人民军医出版社,2010.

第九章　腹膜透析患者的
药代动力学特点

肾脏既是药物排泄的主要器官,也是药物代谢的器官之一。肾功能衰竭时,机体以多种方式影响着药物的吸收、分布、代谢及排泄过程,从而导致药物药代动力学性质的改变[1]。以抗菌药物为例,绝大多数抗菌药物以原形或代谢产物的形式主要经肾脏排泄。肾功能不全对抗菌药物在体内的清除过程影响很大。此时,如果进一步采用腹膜透析等方式替代治疗,势必对抗菌药物的排泄过程产生更为复杂的影响。因此,掌握药物在肾功能衰竭及腹膜透析等肾脏替代治疗时的代谢规律和影响因素,将有助于临床上药物的合理应用和个体化治疗方案的实施,从而达到降低药物毒性反应并获取最大治疗效果的目的。以下主要从肾衰患者的药代动力学特点、腹膜透析患者药代动力学特点以及临床上针对腹透患者药物剂量调整的注意事项等几个方面进行逐一介绍,并提供部分腹透患者药物剂量调整推荐表。

第一节　肾衰患者特殊的药代动力学特点

终末期肾病(end stage renal disease,ESRD),是指各种慢性肾脏疾病的终末阶段。其对药物代谢的影响并不是独立的肾脏因素,而是由肾功能衰竭引起的一系列其他脏器、组织以及内环境的改变而显著影响药物的吸收、蛋白结合、分布、代谢及排泄过程[2]。

一、对药物吸收的影响

ESRD 患者常伴有胃肠功能紊乱(如腹泻、呕吐)、自主神经病变、肝功能减退和内环境的改变等,这些均能降低药物吸收速率、减少吸收量,导致生物利用度降低,从而影响药物达峰时间和浓度。如有研究报道[3],ESRD患者口服地高辛的吸收速率常数明显低于正常受试者。而对于肾功能衰竭伴严重感染者则常推荐采用静脉给予抗菌药物治疗,以此减少吸收过程对药物的影响。当然,对于肾衰患者还需要注意其他一些可能影响药物吸收过程的因素,比如肾衰患者常用药物如磷结合剂等可能导致药物的吸收速率下降;腹透病人并发腹膜炎,肠蠕动减少,药物的吸收也会有所下降等。

二、对药物体内分布的影响

ESRD患者药物蛋白结合率和表观分布容积的改变,均可影响药物的体内分布。对药物血浆蛋白结合率的改变,主要表现在可使酸性药物的蛋白结合率下降,游离部分增加,而碱性药物不变或下降[4]。其机理可能与下列因素有关:(1)血浆蛋白含量下降;(2)代谢产物蓄积,竞争蛋白结合位点,使药物蛋白结合率下降;(3)血浆白蛋白结构或构型改变,导致药物与蛋白的结合点减少或亲和力下降。ESRD在改变血浆蛋白结合率的同时,也可改变药物在体内的分布容积。除了一些蛋白结合率低的药物分布容积无改变外,大多数药物分布容积均增加。但需要特别注意的是,地高辛在ESRD时表观分布容积减少,其血浆峰浓度明显高于正常受试者,主要原因是其组织结合率降低。

三、对药物代谢的影响

肾脏作为仅次于肝脏的代谢器官,亦含有多种药物代谢酶,氧化、还原、水解及结合反应在肾脏均可发生[5]。所以肾功能衰竭时,经肾脏代谢的药物亦存在生物转化障碍,如ESRD患者维生素D_3的第二次羟化障碍。此外,肾功能衰竭时肾小球滤过率下降可引起药物及其代谢产物排泄减少导致蓄积,尿毒症毒素以及继发的各种内环境紊乱也可干扰肝脏代谢酶功能。ESRD患者与正常人相比酶活性可降低26%～71%,进而影响主要代谢途径即肝脏的药物代谢。因而,各种药物的代谢过程、转化速率和途径都可受到不同程度的影响。

四、对药物排泄的影响

肾功能衰竭时,肾脏排泄速度减慢,主要经肾脏排泄的药物及其活性代谢产物易在体内蓄积,进而导致半衰期延长,药物的毒副作用发生率明显增高,尤其是治疗窗较窄的药物毒副作用发生率增高更加明显[6]。其机理可能与下列因素有关:(1)肾小球滤过减少;(2)肾小管分泌减少,尿毒症病人体内蓄积的内源性有机酸可与弱酸性药物在转运上发生竞争,使药物经肾小管分泌减少;(3)肾小管重吸收增加,肾功能衰竭病人体内酸性产物增加,尿液 pH 值下降,弱酸性药物离子化减少重吸收增加;(4)肾血流量减少。

　　因此,肾功能衰竭对主要经肾脏清除的药物,甚至非肾清除的药物的药代动力学都有影响,导致主要的药代动力学参数改变,表现为曲线下面积(AUC)不同程度的增加,药物的清除半衰期延长,药物清除率(CL)下降等。因此对终末期肾病患者进行药物剂量调整时,上述影响因素均需予以充分考虑。

第二节　腹膜透析患者药代动力学特点的主要影响因素

　　腹膜透析是终末期肾衰病人最重要的肾脏替代治疗方式之一,它是利用人体自身的腹膜作为透析膜的一种透析方式,通过灌入腹腔的透析液与腹膜另一侧的毛细血管内的血浆成分进行溶质和水分的交换,清除体内潴留的代谢产物和过多的水分,同时通过透析液补充机体所必需的物质。其通过不断地更新腹透液,达到肾脏替代或支持治疗的目的。需要采用腹膜透析的患者主要存在以下几种情况:(1)多数患者无尿;(2)部分患者少尿;(3)部分患者有尿,但尿色浅、尿比重低,有形成分少;(4)肾小球滤过率(GFR)常在 10mL/min 以下,肾脏对药物的排泄极少。主要经肾脏排泄的药物半衰期显著延长,如按正常剂量用药,药物在体内蓄积的浓度越来越高,发生药物的毒副反应概率增加,可见到正常人见不到的毒副反应。腹膜透析作为一种持续治疗,除常规清除尿毒症毒素物质外,也不可避免地会对药物的代谢产生影响。通常大部分药物同尿毒症的毒素清除原理相似,可经透析膜以弥散等方式清除。因此,此时患者的药物清除量等于机体的清除量加腹透替代治疗的清除量,这使得腹膜透析患者的药代动力学特点变得更加复杂。临床上对于腹膜透析患者制定给药方式时,除了需要考虑上节中所介绍的患者肾功能衰竭所致的药代动力学改变外,还应充分考虑到腹膜透析对药物清除所致的影响[7]。影响腹膜透析时药物清除的因素主要包括药物自身特性和腹膜透析的因素等。

一、药物自身特性

1.药物由肾脏清除的比重

药物在机体中的总体清除率是机体各器官系统清除药物能力的总和,包括肝脏、肾脏以及其他代谢途径。如果药物主要通过肾脏清除,则透析也通常可清除部分,当体外清除/总体清除≥25%～30%,就需要调整药物剂量。

2.药物分子量

药物的分子量决定了药物被透析膜清除的程度。小分子易以弥散方式通过透析膜孔,药物清除率与分子大小成反比,大分子常以对流方式通过,除非其分子量超过膜孔大小,否则清除的程度与超滤率相关。多数药物的分子量小于500Da,很少大于1500Da。延长透析时间可改善较大分子的清除程度。

3.蛋白结合率

药物与蛋白质的结合率是决定药物清除程度的另一种重要因素。游离的药物具有生物活性并可以被滤过清除,血浆蛋白结合率高的药物(>90%,如洋地黄毒苷、华法林等)则很难被清除。当然,蛋白结合率可被多种因素影响,理论数值可能与实际情况有一定差异。

4.表观分布容积

当药物在血浆和组织中达到平衡后,药物总量除以其血浆浓度即为表观分布容积(Vd),其代表药物在体内组织分布的广泛程度。Vd高代表药物组织结合率高,但清除率低。Vd≤1L/kg表明药物易清除,Vd≥2L/kg表明药物难以清除。腹膜透析对于Vd较高的药物的清除率较低,对血浆浓度的影响很小。

5.药物电荷

滤过膜常吸附阴离子而带负电荷。因此带正电荷的药物滤过率减少,而带负电荷的药物滤过率增加。

6.药物筛选系数

药物筛选系数指滤出液的药物浓度/血浆药物浓度,可用于评价血浆中未结合的药物百分数,主要与蛋白结合率相关。药物筛选系数接近1,表示药物几乎可以通过膜完全滤出。

二、腹膜透析的因素

通常药物从腹膜的毛细血管腔转入腹腔的速率较为缓慢,且不完全。其主要顺浓度梯度弥散入腹腔,部分药物的清除还与渗透机制有关(详见第一章中腹膜透析的方式及原理)。对于腹膜透析患者,药物清除率与腹膜透析液交换量、超滤量、腹膜面积、腹膜血管病变等多种因素相关。例如,腹膜透析对药物的清除率低于血液透析,主要是因为腹膜透析液流速缓慢(7mL/min);带电荷的药物分子较不带电荷的药物分子弥散速度慢;合并低血压者、肠系膜血管病变、大网膜血管硬化、血流减少,可使药物清除率减少;高容量腹膜透析或高渗腹膜透析液、提高腹膜透析液温度、发生腹膜炎时,都可增加药物的清除率。影响腹膜透析药物清除率的常见因素见表 9-1。

表 9-1　影响腹膜透析药物清除率的常见因素

药物因素	腹膜本身因素	透析液因素	其他因素
分子量	血流量	流量	超滤量
电荷	表面积	容量	提高清除率的物质
脂或水溶性	小腔形成	化学成分	
表观分布容积	硬化	pH 值	
蛋白结合率	孔径	温度	
位阻现象	血管疾病		
膜结合率			
其他途径的排泄			

第三节　腹膜透析患者药物剂量调整的注意事项

对于腹透患者药物治疗方案的制订,一方面我们需要考虑肾功能不全对于药物体内代谢动力学的影响;另一方面还需注意腹膜透析本身对于药物排泄的影响。因此该类患者血药浓度的影响因素众多,如何针对腹透患者进行药物剂量调整,掌握剂量调整过程中的注意事项对于该类特殊患者安全有效的药物使用就显得尤为重要。在掌握腹透患者药物剂量的调整之前，首先需要了解不同程度肾功能不全患者的药物剂量调整方案，并以此为参考基础进一步对腹膜透析患者进行药物剂量调整。本节内容主要针对目前临床上关于腹膜透析患者药物剂量调整运用较多的抗菌药物给药方案的设计，介绍腹膜透析患者药物剂量调整及其注意事项。

对于肾功能不全患者合理使用抗菌药物的总体原则包括：(1)根据患者的肾功能损害程度、药物的肾毒性、主要排泄途径、感染严重程度、药敏结果、是否血透或腹透等因素综合决定抗菌药物的品种与剂量。(2)避免使用肾毒性药物，必须使用时应严格调整剂量。(3)采用延长间期法调整剂量时，血药浓度波动大，可能影响疗效；减量法或减量与延长间期结合较妥当。(4)实行血药浓度监测个体化给药是应用毒性明显的药物最安全有效的方法。

一、药物选择注意事项

肾功能不全患者由于肾脏代谢障碍，容易导致抗菌药物及其代谢产物在体内积聚以致发生毒性反应，尤其是对于一些治疗窗较窄、毒副作用大的药物来讲(如万古霉素等)，选择不当会增加不良反应事件的发生。因此，肾功能不全患者在应用抗菌药物时，通常不能按常量给予，必须根据肾功能损害程度调整给药方案；同时在抗菌药物品种的选择上也应作慎重考虑，在选用抗菌药物时注意避免同时使用对肾脏有毒性的药物，以及一些具有明显毒性的抗菌药物(见表9-3)。

根据致病菌的种类，尽量选择表9-3中前两组药物。第一组药物大多对肾脏无明显毒性且主要经肝胆系统排泄，或在体内代谢，或经肾与肝脏双途径排泄。在患者肾功能轻度损害时，可仍给常规剂量；当属中度以上损害时，剂量略减少或延长间期。第二组药物大多无明显肾毒性或具轻度肾毒性，主要经肾排泄，可根据肾功能损害程度适当调整剂量。第三组药物都具明显的肾毒性，且主要经肾脏排泄，故选用须慎重。当适应证明确而必须选用时，应按肾功能损害程度严格调整剂量，有条件的可做血药浓度监测，实行个体化给药。第四组药物具不同类型的明显毒性反应，肾功能不全者不予应用。

二、剂量调整注意事项

目前，肾功能不全患者使用抗菌药物主要通过减量法、延长间期法和二者结合三种方式来调整给药方案。减量法为给药时间不变，每次减少给药量，该法的血药浓度波动幅度较小;延长间期法为给药量不变而给药时间延长,但此法血药浓度波动幅度大,可能影响药物的疗效。因此常以减量法或将两种调整方案相结合更为合理。但无论应用上述哪种方法,首次负荷量仍按正常治疗量给予。

给药方案的调整可参考:(1)根据肾功能试验结果调整剂量,即在肾功能轻、中、重度损害时将每日剂量分别减为原正常用量的 2/3～1/2、1/2～1/5 和 1/5～1/10;(2)根据内生肌酐清除率调整抗菌药物的剂量及给药时间,该法较准确;(3)根据血药浓度监测结果制订个体化的给药方案。此方法对毒性大的氨基糖苷类、万古霉素、去甲万古霉素等抗菌药物的调整是最为理想的。

1. 简 易 法

按肾功能试验结果估计肾功能损害程度调整剂量(见表 9-3)。其中内生肌酐清除率反映肾功能最具参考价值,血肌酐其次,血尿素氮影响因素较多(见表 9-2)。肾功能轻度、中度和重度损害时,其抗菌药每日剂量分别减低至正常剂量的 2/3～1/2、1/2～1/5、1/5～1/10。

表 9-2　肾功能损害程度估算

肾功能试验	正常值	肾功能损害		
		轻度	中度	重度
内生肌酐清除率 (mL/min)	>90～120	>50～90	10～50	<10
血肌酐 μmol/L(mg/dL)	88.4～132.6 (1～1.5)	132.6～176.8 (1.5～2)	176.8～442 (>2～5)	>442 (>5)
血尿素氮 μmol/L(mg/dL)	3.21～5.35 (9～15)	7.14～12.5 (20～35)	12.5～21.4 (35～60)	>21.4 (>60)

2. 根据内生肌酐清除率调整用药方案

可按表 9-3 给药,该法较准确。内生肌酐清除率测定较烦琐,如果未获数据,可按以下公式粗略估算:

$$内生肌酐清除率(男) = \frac{(140-年龄) \times 标准体重(kg)}{72 \times 血肌酐值(mg/dL)}$$

$$(女) = 内生肌酐清除率(男) \times 0.85$$

$$标准体重(男) = 50 + 2.3 \times (实际身高英寸数 - 50)$$

标准体重(女)＝45.5＋2.3×(实际身高英寸数－50)

3.其他

可按药物说明书上介绍的各种图、表、公式调整用药剂量与给药间期。

4.个体化给药

应用氨基糖苷类、万古霉素、两性霉素 B 等药物时,有条件的应进行血药浓度监测,使峰浓度与谷浓度控制在有效而安全的范围:庆大霉素、妥布霉素和奈替米星分别为 5～8mg/L 和 0.5～1.5mg/L;阿米卡星和卡那霉素分别为 20～25mg/L 和 1～4mg/L;链霉素分别为 20mg/L 和＜5mg/L;万古霉素分别为 30～40mg/L 和 5～10mg/L;氯霉素(新生儿)分别为 20mg/L 和 10mg/L。两性霉素 B 的峰浓度不宜超过 2mg/L。肾功能不全者应用磺胺甲噁唑、TMP 或氟胞嘧啶时,也应尽量进行血药浓度监测,其峰浓度分别不得超过 115mg/L、3mg/L、80mg/L。

以上是针对肾功能不全患者抗菌药物选择和药物剂量调整过程需要注意的事项,而腹膜透析患者可以在此基础上综合考虑药物自身特性和腹膜透析等因素进行相应调整。对于较易通过腹膜透析清除的药物,可以按照内生肌酐清除率为 10～50mL/min 的患者给药方案给药;而对于不易通过腹膜透析清除的药物,则需要参考内生肌酐清除率＜10mL/min 的患者的给药方案给药。由于腹膜透析患者基本属于肾功能衰竭患者,所以对于药物肾毒性的考虑可以基本忽略。目前根据临床研究数据,提供了部分药物腹膜透析患者药物剂量调整的推荐方案,如针对腹透患者抗菌药物剂量调整的推荐剂量(见表 9-3)等。当然这些数据也只是一个大致的参考,由于腹膜透析患者影响药物代谢的因素众多,特别是一些非药物性因素的影响(如腹膜功能以及不同的腹膜透析方案等),使得药物剂量的调整变得更为复杂而且具有个体化的特性。因此,如果条件许可,剂量调整方案必须结合个体化的药效学指标和血药浓度测定值来制订。

第四节 肾功能不全及腹膜透析患者
常用药物剂量调整表

为了便于为肾功能不全患者以及采用替代治疗的患者制订合理的药物剂

量调整方案,临床上通过研究和数据分析制定了部分药物剂量调整的推荐意见表。这些都为临床药物的选择和方案的制订提供了很大的便利。但值得注意的是,这些数据提供的只是一个参考,临床上还需要结合患者个体化的特点,针对性地制订个体化的给药方案。表 9-3 为肾功能不全及腹膜透析患者抗菌药物剂量调整推荐表。关于其他类药物相应的调整推荐剂量,可参考相关书籍提供的资料,如 R. A. George 等著的 *Drug Prescribing in Renal Failure：Dosing Guidelines for Adults and Children*(5th Edition,2007)等。

表 9-3　肾功能不全及腹膜透析患者抗菌药物剂量调整推荐表

药　物	半衰期(h)		正常时剂量	给药方式		按 Ccr(mL/min)给药			腹透时用药
	正常	无尿		减量	延长间期	>50~90	10~50	<10	
1.正常剂量或剂量稍减少									
红霉素	1.4	5~6	0.25~0.5g q6h	+		100%	100%	50%~70%	—
利福平	1.5~5	1.8~11	0.6g/d	+		100%	50%~100%	50%	0.1g/d
多西环素	18.5	20.9	0.2g/d	+		100%	100%	50%	—
氨苄西林	1	7~20	0.25~2g q6h		+	q6h	q6~12h	q12~24h	0.25g q12h
阿莫西林	1	5~20	0.25~0.5g q8h		+	q8h	q8~12h	q24h	0.25g q12h
哌拉西林	1	3.3~5.1	3~4g q4~6h		+	q4~6h	q6~8h	q8h	按 Ccr<10
头孢哌酮	1.6~2.4	2.2	1~4g q6~12h	+		100%	100%	50%	—
头孢曲松	8	12~15.7	1~2g q12~24h	+		100%	100%	50%	
哌拉西林他唑巴坦	1/1	3/4	3.375g q6h	+	+	3.375g q6h	2.25g q6h	2.25g q8h	按 Ccr<10
环丙沙星	4	6~9	0.5~0.75po 0.4iv q12h	+		100%	50%~75%	50%	0.2g q8h
甲硝唑	6~14	7~12	7.5mg/kg q6h	+		100%	100%	50%	按 Ccr<10
两性霉素 B	24	24	0.3~0.8mg/kg・d		+	q24h	q24h	q24~36h	按 Ccr<10
伊曲康唑	21	25	0.1~0.2g q12h	+		100%	100%	50%	0.1g q12h~24h
异烟肼	0.7~4	8~17	5 mg/kg・d	+		100%	100%	50%	<50%
乙胺丁醇	4	7~15	15mg/kg q24h		+	q24h	q24~36h	q48h	按 Ccr<10
2.剂量需适度减少									
青霉素	0.5	6~20	0.5~4 百万单位 q6h	+		100%	75%	20%~50%	按 Ccr<10
替卡西林	1.2	13	3g q4h	+	+	1~2g q4h	1~2g q8h	1~2g q12h	按 Ccr<10
头孢唑啉	1.9	40~70	1~2g q8h		+	q8h	q12h	q24~48h	0.5g q12h
头孢呋辛	1.2	17	0.75~1.5g q8h		+	q8h	q8~12h	q24h	按 Ccr<10
头孢噻肟头孢唑肟	1.7	15~35	2g q8h		+	q8~12h	q12~24h	q24h	0.5~1g qd

续表

药物	半衰期(h)		正常时剂量	给药方式		按Ccr(mL/min)给药			腹透时用药
	正常	无尿		减量	延长间期	>50~90	10~50	<10	
头孢他啶	1.2	13~25	2g q8h		+	q8~12h	q24~48h	q48h	0.5g qd
头孢吡肟	2.2	18	2g q12h		+	q12h	q16~24h	q24~48h	1~2g q48h
替卡西林克拉维酸	1/1	13/4	3.1g q4h	+	+	3.1g q4h	2g q4~8h	2g q12h	3.1g q12h
头孢西丁	0.8	13~23	2g q8h		+	q8h	q8~12h	q24~48h	1g qd
头孢替坦	3.5	13~25	1~2g q12h	+		100%	50%	25%	1g qd
亚胺培南	1	4	0.5g q6h	+	+	0.25~0.5g q6~8h	0.25g q6~12h	0.125~0.25g q12h	按Ccr<10
美洛培南	1	6~8	1g q8h	+		1g q8h	1g q12h	0.5g q24h	按Ccr<10
氨曲南	2	6~8	2g q8h	+		100%	50%~75%	25%	按Ccr<10
克拉霉素	5~7	22	0.5~1g q12h	+		100%	75%	50%~75%	—
氧氟沙星	7	28~37	0.4g q12h	+		100%	50%	25%~50%	按Ccr<10
左氧氟沙星	4~8	76	0.5g qd	+		100%	50%	25%~50%	按Ccr<10
诺氟沙星	7	28~37	0.4g q12h	+		100%	50%	25%~50%	按Ccr<10
司帕沙星	15~20	38.5	首剂0.4g,继0.2g qd	+		100%	50%~75%	50% q48h	
磺胺甲噁唑	10	20~50	1g q8h		+	q12h	q18h	q24h	1g qd
甲氧苄啶	11	20~49	0.1~0.2g q12h		+	q12h	q18h	q24h	0.1g q24h
氟康唑	37	100	0.2~0.4g qd	+		100%	50%	50%	按Ccr<10

3.剂量需严格减少

药物	正常	无尿	正常时剂量	减量	延长间期	>50~90	10~50	<10	腹透时用药
庆大霉素	2~3	20~60	1.7mg/kg q8h	+	+	60%~90% q8~12h	30% q12h	20%~30% q24~48h	按每升透析液补3~4mg
阿米卡星	1.4~2.3	17~150	7.5mg/kg q12h	+	+	60%~90% q12h	30%~70% q12~18h	20%~30% q24~48h	按每升透析液补15~20mg
奈替米星	2~3	35~72	2mg/kg q8h	+	+	50%~90% q8~12h	20%~60% q12h	10%~20% q24~48h	按每升透析液补3~4mg
链霉素	2~3	3~80	15mg/kg qd		+	50% .qd	q24~72h	q72~96h	按每升透析液补20~40mg
万古霉素	6	200~250	1g q12h	+		0.5g q6~12h	0.5g q24~48h	0.5g q48~96h	每周1g
氟胞嘧啶	3~6	75~200	37.5mg/kg q6h		+	q12h	q16h	q24h	0.5~1g q24h
四环素	6~10	57~108	0.25~0.5g qid		+	q8~12h	q12~24h	q24h或不用	—

4.不宜应用呋喃妥因、头孢噻啶等

临床上对于药物剂量的调整常通过改变给药剂量或改变用药间期来进行。但由于影响终末期肾病及腹膜透析患者药物代谢的影响因素较多(包括患者身体状况、药物自身特性以及不同的腹膜透析方式),因此在实际临床工作中,对这些特殊患者进行药物治疗时,建议尽量以能够查询到的参考信息为依据,来进行药物剂量的调整。如 R. G. Aronoff 等著的 *Drug Prescribing in Renal Failure：Dosing Guidelines for Adults and Children*(5th Edition,2007)中利用 GFR 作为参考依据,对肾功能不全患者以及对采用不同方式进行透析治疗患者的药物剂量均提出了调整建议。当然,在条件允许的情况下,还应积极开展血药浓度监测,以此来制订个体化的给药方案。

参考文献

[1] Wali R K, Henrich W L. Recent developments in toxic nephropathy [J]. Curr Opin Nephrol Hypertens,2002,11(2):155-163.

[2] Yuan R, Venitz J. Effect of chronic renal failure on the disposition of highly hepatically metabolized drugs [J]. Int J Clin Pharmacol Ther,2000,38(5):245-253.

[3] Ohnhaus E E, Vozeh S, Nüesch E. Absolute bioavailability of digoxin in chronic renal failure [J]. Clin Nephrol,1979,11(6):302-306.

[4] Nolin T D, Naud J, Leblond F A, et al. Emerging evidence of the impact of kidney disease on drug metabolism and transport [J]. Clin Pharmacol Ther,2008,83(6):898-903.

[5] Veau C, Leroy C, Banide H, et al. Effect of chronic renal failure on the expression and function of rat intestinal P-glycoprotein in drug excretion [J]. Nephrol Dial Transplant, 2001,16(8):1607-1614.

[6] Lam Y W, Banerji S, Hatfield C, et al. Principles of drug administration in renal insufficiency [J]. Clin Pharmacokinet,1997,32(1):30-57.

[7] Eyler R F, Mueller B A. Antibiotic pharmacokinetic and pharmacodynamic considerations in patients with kidney disease [J]. Adv Chronic Kidney Dis,2010,17(5):392-403.

推荐书籍和相关阅读资料

[1] The Sanford guide to antimicrobial therapy(44th edition),热病(新译第 44 版).

[2] Drug Prescribing in Renal Failure:Dosing Guidelines for Adults and Children. 5th Ed., Aronoff et al. American College of Physicians,2007.

[3] 卫生部《抗菌药物临床应用指导原则》2015 版.

第十章　腹膜透析患者的药学教育

第一节　腹膜透析患者药学教育的重要性

腹膜透析是慢性肾功能不全患者的一种重要的替代治疗方法,它操作相对简单,患者居家就能自我执行透析治疗,在残余肾保护等方面有明显的疗效,越来越为患者所接受。腹膜透析患者多伴有糖尿病、高血压、肾性贫血、营养不良、钙磷代谢紊乱等并发症,因此联合用药情况普遍,有些需终生服药,极容易产生药物相互作用,导致发生不良反应,治疗方案需要依据实验室检查以及药物治疗效果及时进行调整。然而,与住院患者相比,腹膜透析患者获得医疗监护较少,他们又普遍缺乏药物知识,用药依从性较差,药物治疗效果不理想[1]。药学服务对终末期肾病患者控制高血压、纠正钙磷代谢异常以及改善贫血等具有重要意义,也能显著提高腹透患者的用药依从率[2,3]。但目前国内腹膜透析患者随访、教育及管理主要由医生和护士完成,随访与教育的内容通常集中在腹膜透析操作、生活方式指导、饮食等方面,严重缺乏临床药师对患者的药学教育。因此,临床药师应加强与患者沟通,采取针对性的措施对患者进行药物知识宣教并开展定期随访,以提高药物治疗效果,从而提高腹透患者的生活质量,延长患者生存期。

第二节　入院教育

当腹透患者入院时,除了医生和护士进行常规治疗外,临床药师要和患者或患者家属进行沟通。内容包括:

（1）药师自我介绍;

（2）患者的基本信息，如年龄、身高、体重、过敏史等；

（3）目前的腹透方案，如腹透液种类、腹透方式、腹透次数、保留时间等；

（4）每天出入量情况，如每次超滤量、每天尿量、饮水、饮食等；

（5）患者自我评估，如精神状态、生活状况等；

（6）既往药物的使用情况，如抗贫血药、调节钙磷代谢药、营养药、降压药、降糖药等；

（7）使用期间有无药物过敏；

（8）药物使用后是否出现不良反应；

（9）是否自行服用某些药物、保健品等；

（10）纠正患者在药物使用过程中存在的错误。

其目的是：

（1）评估腹透的充分性；

（2）评估有无相关并发症出现，如水肿、贫血、电解质紊乱（钙、磷、钾等）、低蛋白血症、腹膜炎、肺部感染、心衰、高血压、糖脂代谢紊乱等；

（3）了解患者对药物的认知水平、服药依从性；

（4）明确用药教育的宣教对象；

（5）评估药物治疗效果等。

最后，针对每位患者，整理一张入院患者药物重整记录表，见表 10-1。

表 10-1　入院患者药物重整记录

姓名		入院时间		住院号		床位	
性别		年龄（岁）		体重（kg）		身高（cm）	
入院诊断							
主诉							
腹透方案							
超滤量				尿量			
饮水				饮食			

过敏史：（食物、药物等过敏史，包括过敏表现）

住院前服用的药物列表：

信息来源：□病人　□家属　□自带药物　□护理人员　□医生　□转诊单　□病历卡　□其他____

药品通用名	药品商品名	用法用量	备注	是否继续服用（Y/N）

药物通常由何人给予：　□患者本人　　□家属　　□护理人员　　□其他____

药物相关问题：（过敏、不良反应、依从性、使用错误等）

辅助检查（生命体征：　　BP　　　　T　　　　　P　　　　　R　　　　）

项目	日期			项目	日期		
血常规	WBC(10^9/L)			电解质	Ca(mmol/L)		
	N(%)				P(mmol/L)		
	PLT(10^9/L)				K(mmol/L)		
	CRP(mg/L)			肝功能	ALT(U/L)		
	Hb(g/L)				AST(U/L)		
尿常规	蛋白			其他	PTH(pg/mL)		
	WBC(/μL)				ALB(g/L)		
	RBC(/μL)				TG(mmol/L)		
肾功能	SCr(μmol/L)				TC(mmol/L)		
	BUN(mmol/L)				UA(μmol/L)		
					GLU(mmol/L)		

其他需要说明的问题（B超、X线等）：

第三节　住院期间教育

1.对治疗方案的说明

住院期间在明确治疗方案及每次对药物治疗方案进行调整之后,临床药师都应对患者进行必要的说明,包括向患者简单介绍目前需要解决的主要问题及并发症的情况、对药物治疗方案进行调整的原因、对应药物使用所要达到的目标以及药物使用的注意事项等。

2.对自备药品的教育

常有患者把个别药品当作保健品随意使用,导致治疗效果下降,甚至发生不良反应。例如患者在未遵医嘱的情况下自行长期服用阿司匹林预防脑卒中,而导致阿司匹林抵抗等不良反应[4]。药师应告诉患者,阿司匹林可以考虑用于慢性肾病患者[eGFR<45mL/(min·1.73m^2)]首次卒中的预防,但并不适用于严重的肾脏疾病(CKD 4 或 CKD 5 期)[5]。另外,随着病情的变化,患者之前服用的有些药品已经不需要或不适合继续使用,药师查房时应对患者充分说明,以免患者误用反而引起病情加重。如格列吡嗪、二甲双胍等降糖药不适合 CKD 5 期患者使用,需告知患者停用。还有些患者在治疗疾病时喜欢采取中西药合用的方法,希望获得更好的疗效,但盲目混用反而适得其反。例如某些感冒药的中成药制剂中含有解热镇痛药,当与西药制剂合用时,导致重复用药,从而损伤残余肾功能。

3.对药物不良反应的教育

对于药物不良反应(adverse drug reaction,ADR),首先是帮助患者理解药品说明书中有关 ADR 的内容,其次是帮助患者正确认识治疗过程中发生的 ADR,最后也是最重要的是帮助患者掌握出现 ADR 时该如何处理。如别嘌醇可能会导致剥脱性皮炎,严重者甚至会致命,有些患者因此而不敢使用。这时药师应告诉患者别嘌醇上市时间已经很长,在临床上应用比较广泛,ADR 认识也已经很全面,剥脱性皮炎是其罕见的不良反应,大部分人都是安全的,但如果用药期间出现发热,皮肤发红、瘙痒、散在性小丘疹等情况,应立即停药,并咨询医生,由医生判断是否为该药引起的不良反应,是否继续服用等。

4. 饮食对药物作用影响的教育

食物同样能降低或加强药物的效应，从而导致 ADR 或治疗失败。但这一点容易被患者忽视，所以当患者服用易受食物影响的药物时，药师应提醒患者注意饮食。例如，葡萄柚汁可抑制肝药酶活性，与通过肝药酶代谢的药物同服时会引起药物生物利用度增加，如二氢吡啶类钙通道阻滞剂、HMG-CoA 还原酶抑制剂、镇静催眠药等，应建议患者服用这些药物时不应饮用葡萄柚汁。服用抗菌药、抗过敏药、抗精神病药、心脑血管药和解热镇痛药后饮酒，都容易导致双硫仑样反应，所以应建议患者服用这些药物期间不要饮酒。

5. 停药时机的教育

对患者来说，随意停药可能造成病情复发，从而带来躯体和经济上的负担。是否停药主要取决于疾病的种类及药品的特性。例如控制血压对腹透患者尤为关键，而高血压作为慢性病在长期用药过程中易出现依从性下降，因此，药师查房时应时常提醒患者血压波动导致的不良影响。尤其是 β1 受体阻滞剂如美托洛尔，在长期使用后突然停药可引起反跳性高血压、心绞痛加剧或继发心肌梗死、颅内出血等，严重者可引起猝死，故不得随意停药。

6. 血药浓度监测

对于 PD 患者应尽量避免使用对肾脏有毒性作用的药物。若使用确属必要，如有条件，应监测这些药物的血药浓度，以指导用药剂量的调整，为设计个体化给药方案提供依据。此外，在病房查房和病例讨论中，临床药师可根据监测结果，结合肾功能状态，就药物选择、药物相互作用和治疗方案等提出分析和建议，辅助临床医生调整药物，提高疗效，避免和减少毒副反应，发挥药师的独特作用。血药浓度监测结果同时也反映了患者在治疗中的依从情况。

7. 腹透患者住院期间常用药物用药指导

腹膜透析患者并发症多，药物治疗具有品种多、联用多、需终生治疗的特点，但 PD 患者无特殊情况一般无须住院治疗。作为这样一个特殊的药物治疗人群，其用药依从性以及对用药知识的掌握程度将直接影响药物治疗效果。因此，在 PD 患者住院期间对其进行常用药物的用药指导，有利于患者了解用药目的、用药注意事项和可能发生的不良反应，并提高患者在出院后的用药依从性。通常采用的宣教形式为集体授课以及针对每个患者的单独指导。腹透患者住院期间用药教育见表 10-2,常见药物信息见用药指导表(表 10-3)。

表 10-2　腹透患者住院期间用药教育

患者姓名 _____　住院号 _____　联系方式 _____

诊断 _____

一、腹膜透析患者正确服药的重要性

二、药物

分类	药品名称	规格	用法用量

＊＊＊＊＊用药教育

＊＊＊＊＊用药教育

＊＊＊＊＊用药教育

＊＊＊＊＊用药教育

三、其他需要注意的事项

患者签字 _____　药师签字 _____　日期 _____

表 10-3　用药指导表

抗贫血药

药物名称	商品名	用药目的	注意事项
叶酸		贫血	长期用药有畏食、恶心、腹胀等胃肠症状,大量服用叶酸时,可使尿呈黄色。不宜与维 C 同服。癫痫病人应用的叶酸剂量不应当超过 1mg
富马酸亚铁		缺铁性贫血	饭后或饭时服用,以减轻胃部刺激。可引起肠蠕动减少,可致便秘和排泄黑便;不应与浓茶同服
多糖铁复合物	力蜚能	缺铁性贫血	饭后口服,不应与浓茶同服。服用期间可能出现黑便或舌头发黑。需与开同间隔 2h 服用
重组人促红素	益比奥利血宝	贫血	用药期间会引起血钾轻度升高、血压升高,注意监测血钾、血压。当血红蛋白≥11g/dL 时停用。2 周内,血红蛋白上升超过 1g/dL,需减少用量

调节电解质平衡药

药物名称	商品名	用药目的	注意事项
阿法骨化醇	阿法迪三法能	低钙,继发性甲旁亢	服用本药时无须同时服用维生素 D 类物质。服用期间注意监测钙磷水平,出现高血钙或高尿钙,应立即停药。含铝抗酸药(如达喜等)可减少本品吸收,不宜同时服用,如需配合使用应间隔 2h 以上。勿与含镁制剂合用
骨化三醇	盖三淳罗盖全	低钙,继发性甲旁亢	同阿法骨化醇
碳酸钙 D3	钙尔奇 D	低钙	大量饮用含酒精和咖啡因的饮料、大量吸烟、大量食用富含纤维素的食物,均会抑制口服钙剂的吸收。服用过量可能发生高钙血症。高磷血症禁用
碳酸钙		低钙,高磷	餐中服用,最好嚼服。酒精、咖啡因、吸烟会抑制吸收。不宜与洋地黄类药物合用。高钙血症、高钙尿症、含钙肾结石或有肾结石病史患者禁用
碳酸镧	福斯利诺	高磷	须经咀嚼后咽下,请勿整片吞服。可以碾碎药片以方便咀嚼。为减少胃肠道反应,应与食物同服或餐后立即服用,并充分咀嚼。可致头晕或眩晕,可能影响驾驶和操作机械的能力
氯化钾	补达秀	低钾	整片吞服,不能咬碎。服用期间可能出现高血钾,应立即停止补钾,避免应用含钾饮食、药物及保钾利尿药

续表

抗高血压药			
药物名称	商品名	用药目的	注意事项
培哚普利	雅施达	高血压，蛋白尿，充血性心力衰竭	餐前晨服。肾性高血压建议从 2mg 开始应用。可能引起刺激性干咳、头痛、低血压、高血钾。与降糖药合用治疗的第一个月应密切监测血糖。用药期间注意监测血压、血钾。有促红细胞生成素抵抗
贝那普利	洛汀新	高血压，蛋白尿，充血性心力衰竭	日剂量最高可增加到 10mg。服用期间可能出现刺激性干咳、血钾升高、面部及唇部肿胀。用药期间注意监测血压、血钾。与降糖药合用可增加其降血糖作用。有促红细胞生成素抵抗
厄贝沙坦	安博维	高血压，蛋白尿	首选用于合并高血压的 2 型糖尿病肾病的治疗。用药期间可能出现眩晕、体位性高血压、高血钾，注意监测血压、血钾。有促红细胞生成素抵抗
氯沙坦钾	科素亚	高血压，蛋白尿，高尿酸	同厄贝沙坦
硝苯地平	心痛定拜新同伲福达	高血压，冠心病，心绞痛	硝苯地平常释片急用时可舌下含服。拜新同应避光保存，不可掰开或嚼碎服用，其外壳不被吸收，可在粪便中发现完整的空药片。伲福达须吞服，勿嚼碎，可沿中心线完整分开半片服用，避光密封保存。可能引起脚踝水肿、颜面潮红、心跳加快、牙龈增生，如能耐受且血压控制正常则则无须停药。与地高辛合用时会增加地高辛的血药浓度。用药期间避免食用葡萄柚或葡萄柚汁，注意监测血压
氨氯地平	络活喜	高血压，冠心病	常见不良反应同硝苯地平
美托洛尔	倍他乐克	高血压，心律失常，心绞痛	空腹服用。缓释片可掰开服用，但不能嚼碎，服用时应用至少半杯液体送服。可能发生眩晕和疲劳，影响糖脂代谢。长期应用者不可突然停药，可能引起血压反跳性升高
特拉唑嗪	高特灵	高血压、前列腺增生	首次剂量 1mg，睡前服用。服药期间可能出现眩晕、头痛、直立性低血压。停药后重新使用首次给药方案治疗
可乐定		高血压	不作为一线用药。不可突然停药或连续漏服，以免出现血压反跳性增高。为保证控制夜间血压，每天末次服药宜在睡前。常见不良反应为口干、嗜睡、体位性低血压等。抑郁症患者禁用

降糖药

药物名称	商品名	用药目的	注意事项
瑞格列奈	诺和龙 孚来迪	高血糖	餐前15min服用,服用期间不宜嗜酒。推荐起始剂量为0.5mg,最大推荐单次剂量为4mg,进餐时服用,最大日剂量不应超过16mg。经CYP2C8和CYP3A4代谢。服用期间可能出现低血糖
胰岛素		高血糖	餐前使用。尚未使用的冷藏于2~8℃,不可冷冻;正在使用的室温保存4周,不可冷藏,超过4周避免使用。每次注射需改换不同部位,注射后针头应在皮下停留至少6s,每次注射后必须卸下针头。当胰岛素针筒发生坠落、损坏或遭到挤压,可能会有胰岛素外漏的危险,避免继续使用。常见不良反应是低血糖和体重增加等

营养药

药物名称	商品名	用药目的	注意事项
复方 α-酮酸	开同 科罗迪	延缓肾病进展	用餐时整片吞服。应配合低蛋白饮食。不应与四环素、喹诺酮类如环丙沙星、诺氟沙星、铁剂、氟化物和含雌莫司汀的药物同时服用,应间隔2h以上。高钙血症禁用
复方氨基酸	和安	低蛋白血症	抗酸药物可能影响维生素 A 的吸收,故不应同服

护胃药

药物名称	商品名	用药目的	注意事项
硫糖铝	迪先	保护胃黏膜	服用前摇匀,空腹服用。可能出现便秘或腹泻。连续应用不宜超过8周。可干扰脂溶性维生素的吸收。避免与口服抗凝药、地高辛、喹诺酮类药、苯妥英钠、氨茶碱、四环素等药物同时合用,需间隔2h以上。与多酶片不宜合用,不宜与碱性药合用
铝碳酸镁	达喜	保护胃黏膜	饭后1~2h,睡前或胃部不适时嚼服。大剂量服用时可导致软糊状便和大便次数增多。避免与铁剂、地高辛、香豆素衍生物等合用,需间隔1~2h

续表

药物名称	商品名	用药目的	注意事项
奥美拉唑	金奥康 洛赛克	抗酸及治疗 消化性溃疡	晨服,必须整片吞服,不可咀嚼或压碎。洛赛克至少用半杯液体送服。偶有头痛、腹泻、便秘、腹痛、恶心、呕吐、腹胀,有轻度抗雄激素作用。长期服用会引起骨折和低镁血症。不宜与其他抗菌药或抑酸剂合用,避免与口服咪唑类抗真菌药同时使用
艾司奥美拉唑	耐信		奥美拉唑的S-异构体。有文献表明其作用时间和疗效优于奥美拉唑
兰索拉唑	达克普隆		儿童不宜使用
泮托拉唑	潘妥洛克 泮立苏		碱性溶液中稳定。儿童不宜使用

改善便秘药

药物名称	商品名	用药目的	注意事项
乳果糖	杜密克	便秘	宜在早餐时一次服用。如果在治疗2～3天后症状无改善或反复出现,请咨询医生。在常用剂量下,不会对糖尿病患者带来任何不良影响
开塞露		便秘	外用药不可内服。用时将容器顶端刺破,外面涂油脂少许,徐徐插入肛门,将药液挤入直肠内,引起排便

微生态制剂

药物名称	商品名	用药目的	注意事项
酪酸梭菌活菌	米雅	腹泻、消化不良	温开水送服。本品为活菌制剂,切勿置于高温处。勿与氨苄类抗菌药同时服用
枯草杆菌二联活菌	美常安	便秘、腹泻	与抗菌药物应分开服用。不能与铋剂、鞣酸、药用炭、酊剂合用。切勿置于高温处
双歧杆菌三联活菌	培菲康	腹泻、腹胀	2～8℃避光保存。抗酸药、抗菌药与本品合用可减弱其疗效,应分开服用,间隔2h。铋剂、鞣酸、药用炭、酊剂等能抑制、吸附或杀灭活菌,不应合用

利尿剂			
药物名称	商品名	用药目的	注意事项
呋塞米		水肿	对磺胺药和噻嗪类利尿药过敏者,对本药可能亦过敏。可能出现低血钾,存在低血钾倾向时应注意补钾。减少尿酸排出,多次应用后能产生尿酸过多症,个别病人长期应用可产生急性痛风
螺内酯		水肿	如每日服药一次,应晨服。注意血钾检测,如出现高血钾立即停药

第四节　出院教育

　　腹透患者的药物治疗效果很大程度上受患者依从性的影响,针对这一现象,临床药师应在患者出院时积极参与患者出院用药的指导工作,针对每位出院患者提供出院用药指导单(见表 10-4),详细且通俗地向患者介绍出院后所带药物的名称、规格、作用、主要不良反应、用法用量及注意事项等,并在患者出院前和患者进行沟通,必要时让其复述注意事项,以最终确认患者的掌握程度。如按医嘱定时、定量服药,不可随意加药、减药、停药;出现不良反应时及时向医生或临床药师咨询;对日常情况进行记录;预防感染,注意腹透操作卫生,勿食不洁的食物;需长期用药者,应经常到医院检测药物浓度或定期进行门诊复查等。

表 10-4　出院患者服药清单与指导

姓名＿＿＿＿＿＿　年龄＿＿＿＿＿＿　性别＿＿＿＿　联系电话＿＿＿＿＿＿＿

住院号＿＿＿＿＿　出院时间＿＿＿＿＿＿　出院诊断＿＿＿＿＿＿＿＿＿＿＿

药物名称	主要用途	用法用量	每次剂量	服用时间	储存	注意事项

用药指导意见

患者签字＿＿＿＿＿＿＿　药师签字＿＿＿＿＿＿＿　日期＿＿＿＿＿＿＿

第五节　随访教育

　　腹透患者出院后,临床药师需通过电话、家访、门诊等方式对其定期随访。随访频率应根据患者病情和治疗需要而定。新加入腹透的患者出院后 2 周至 1 个月回院完成首次随访,病情稳定患者每 3 个月随访 1 次,病情不稳定患者随时住院治疗或家访。

　　随访的目的包括:

　　(1)观察患者精神状态,生活状况;

　　(2)评估腹透充分性;

　　(3)检查腹透记录本是否及时记录;

　　(4)评估有无并发症出现,如水肿、贫血、蛋白偏低、腹膜炎、肺部感染、心衰、高血压、钙磷代谢紊乱等;

　　(5)了解患者服药依从性;

　　(6)纠正用药错误;

　　(7)指导注意事项;

　　(8)评估药物治疗效果等。

　　针对每位患者,整理一张随访记录和用药指导单,见表 10-5。

表 10-5　随访记录和用药指导

姓名		年龄(岁)		身高(cm)	
体重(kg)		超滤量(mL)		尿量(mL)	
随访日期		临床表现			
饮水			饮食		
腹透方案					

药品名称	用法用量	是否继续使用 (Y/N)	备注

辅助检查　(生命体征:　　BP　　　　T　　　　P　　　　R　　　)

续表

项目＼日期				项目＼日期				
血常规	WBC(10^9/L)			电解质	Ca(mmol/L)			
	N(%)				P(mmol/L)			
	PLT(10^9/L)				K(mmol/L)			
	CRP(mg/L)			肝功能	ALT(U/L)			
	Hb(g/L)				AST(U/L)			
尿常规	蛋白			其他	PTH(pg/mL)			
	WBC(/μL)				ALB(g/L)			
	RBC(/μL)				TG(mmol/L)			
肾功能	SCr(μmol/L)				TC(mmol/L)			
	BUN(mmol/L)				UA(μmol/L)			
					GLU(mmol/L)			

其他需要说明的问题（B超、X线等）：

_____

用药指导意见

_____

【典型案例】

案例名称：肾功能衰竭患者药学教育

1. 主题词

慢性肾脏病5期；腹膜透析；药学教育。

2. 病史摘要

患者，男性，43岁，因"蛋白尿、肌酐升高5年，血钾高2天"门诊拟"慢性肾脏病5期"收住入院。患者5年前体检查尿常规提示蛋白1＋～2＋，血肌酐200μmol/L左右，尿酸高，无泡沫尿，无尿量减少，无肉眼血尿，诊断为IgA肾病。2015年6月复查血肌酐620μmol/L。2天前在当地社区医院复查血肌酐837μmol/L，血钾6.15mmol/L，至我院门诊就诊，为求进一步诊治，收住入院。发病以来，患者神清，精神尚可，小便量较前减少，约1000mL，大便无殊，近1个月体重下降 1kg。既往有痛风性关节炎 5 年,反复发作,双下肢关节红肿热痛,曾服用双氯芬酸钠抗炎止痛,别嘌醇、苯溴马隆及小苏打降尿酸治疗。4 年前发现血压偏高,最高达 140/95mmHg,间断服用非洛地平缓释片(波依定)5mg qd 降压治疗,自测血压波动在正常范围内。无重大手术、外伤及输血史,无糖尿病、冠心病史,未询及药物及食物过敏史。

(1)体格检查

体重 75kg,身高 180cm,体温 36.6℃,血压 127/81mmHg,呼吸 18 次/分,心率 84 次/分,律齐,神清,精神尚可,面部、双下肢无浮肿,双肺呼吸音清,全腹无压痛及反跳痛,双肾区叩痛(一)。

(2)实验室检查

尿蛋白 2+,隐血 2+,血肌酐 678μmol/L,尿素氮 21.46 mmol/L,24h 蛋白定量 4.09g,血红蛋白 91g/L,白蛋白 36g/L,iPTH 157pg/mL,血磷 1.91 mmol/L,降钙素原 0.15ng/mL,谷丙转氨酶 17U/L,谷草转氨酶 14U/L,甘油三酯 2.69mmol/L,尿酸 376μmol/L。

(3)特殊检查

肾图,肾动态显像+肾小球滤过率测定:左肾 GFR 7.2mL/min,右肾 GFR 7.68 mL/min,双肾偏小,双肾血流灌注减低,摄取、排泄功能重度受损。

(4)诊断

CKD 5 期,肾性高血压,肾性贫血,继发性甲旁亢,高钾血症,痛风性关节炎。

3. 药物治疗方案

(1)非洛地平缓释片 5mg po qd

(2)复方 α-酮酸片 2.52g po tid

(3)百令胶囊 2g po tid

(4)碳酸氢钠片 1g po tid

(5)叶酸片 5mg po tid

(6)多糖铁复合物胶囊 150mg po qd

(7)重组人促红素注射液 10000IU ih qw

(8)碳酸钙片 0.5g po tid

入院患者药物重整记录

姓名	×××	入院时间	2015 年 6 月 30 日	住院号	××××	床位	××
性别	男	年龄（岁）	43	体重（kg）	75	身高（cm）	180

入院诊断	CKD 5 期，肾性高血压，肾性贫血，继发性甲旁亢，高钾血症，痛风性关节炎
主诉	蛋白尿、肌酐升高 5 年，血钾升高 2 天
腹透方案	拟行腹透管置管术

超滤量	/	尿量	1000mL 左右
饮水	1500mL 左右	饮食	正常饮食

过敏史：（食物、药物等过敏史，包括过敏表现）　　　　　　　　　　无

住院前服用的药物列表：

信息来源：☑病人　□家属　□自带药物　□护理人员　□医生　□转诊单　□病历卡

　　　　　□其他____

药品通用名	药品商品名	用法用量	备注	是否继续服用（Y/N）
双氯芬酸钠缓释片	扶他林	75mg po qd	痛风发作时服用	Y
别嘌醇片		0.1g po qd	间断服用	Y
苯溴马隆片	立加利仙	50mg po qd	间断服用	Y
碳酸氢钠片		1g po tid	间断服用	Y
非洛地平缓释片	波依定	5mg po tid	间断服用	Y
碳酸钙-D	钙尔奇 D	600mg po qd	间断服用	Y

药物通常由何人给予：☑患者本人　□家属　□护理人员　□其他____

药物相关问题：（过敏、不良反应、依从性、使用错误等）

　　患者用药期间无药物过敏反应发生，但患者服药依从性较差。患者有痛风性关节炎和高血压，这两种慢性病需长期服药，但患者总是出现症状后才服药，感觉症状消失又自行停药，如此容易导致病情反复，而高尿酸和高血压会对肾脏造成进一步损害。

辅助检查　（生命体征：　　　BP 127/81mmHg　T 36.6℃　P 84 次/分　R 18 次/分）

续表

项目 \ 日期		2015年6月30日	2015年7月1日	项目 \ 日期		2015年6月30日	2015年7月1日
血常规	WBC(10^9/L)	3.9		电解质	Ca(mmol/L)	3.19	2.16
	N(%)	72.2			P(mmol/L)		1.91
	PLT(10^9/L)	180			K(mmol/L)	6	
	CRP(mg/L)		1.51	肝功能	ALT(U/L)		
	Hb(g/L)	91			AST(U/L)		
尿常规	蛋白	2+		其他	PTH(pg/mL)		157
	WBC(/μL)				ALB(g/L)		36
	RBC(/μL)				TG(mmol/L)		2.69
肾功能	SCr(μmol/L)	678			TC(mmol/L)		5
	BUN(mmol/L)	21.46			UA(μmol/L)	376	
					GLU(mmol/L)	6.7	

其他需要说明的问题(B超、X线等):

　　肾图,肾动态显像＋肾小球滤过率测定:左肾 GFR 7.2mL/min,右肾 GFR 7.68mL/min,双肾偏小,双肾血流灌注减低,摄取、排泄功能重度受损。

腹透患者住院期间用药教育

　　患者姓名　×××　　住院号　××××　　联系方式　××××××

　　诊断　慢性肾炎,CKD 5期,维持性腹透,肾性高血压,继发性甲旁亢,肾性贫血,高钾血症,痛风性关节炎

一、腹膜透析患者正确服药的重要性

腹膜透析患者不同于普通患者,其治疗效果与患者服药依从性紧密相关。有些毒素会随着透析排除,同时有些药物也会被透析清除,导致血药浓度降低,从而不能达到有效的治疗效果,耽误并加重病情。因此腹透患者应在医生和药师的指导下正确用药,不得随意加药、减药或停药。

二、药物

分类	药品名称	规格	用法用量
抗贫血药	叶酸片	5mg	一片/次,三次/天
	多糖铁复合物胶囊	150mg	一粒/次,一次/天
	重组人促红素注射液	10000IU	一支/次,一次/周
降压药	非洛地平缓释片	5mg	一片/次,一次/天

续表

分类	药品名称	规格	用法用量
调节钙磷代谢药	碳酸钙片	0.5g	一片/次,三次/天
营养药	复方 α-酮酸片	0.63g	四片/次,三次/天
抗痛风药	碳酸氢钠片	0.5g	一片/次,三次/天
利尿剂	托拉塞米注射液	10mg	一支/次,一次/天

1.抗贫血药用药教育

　　用于改善贫血。多糖铁复合物胶囊应饭后口服。不应与浓茶同服。可能出现黑便或舌头发黑。需与开同间隔 2h 服用。

2.降压药用药教育

　　非洛地平缓释片宜在早晨服药。药片不能掰开、压碎或嚼碎。用药期间注意监测血压。可能引起脚踝水肿、颜面潮红、心跳加快、牙龈增生等,如能耐受且血压控制正常者则无须停药。

3.调节钙磷代谢药用药教育

　　碳酸钙片用于降低血磷,需餐中服用。注意高钙血症。

4.营养药用药教育

　　应配合低蛋白饮食。开同在用餐时整片吞服。不应与多糖铁复合物同时服用,应间隔 2h 以上。高钙血症禁用。

5.抗痛风药用药教育

　　目前血尿酸水平还是稍高,用碳酸氢钠片碱化尿液,促进尿酸排泄,防止尿酸结晶在关节处沉积。因马上行腹透管置管术,未使用其他降尿酸药,腹透时尿酸也会降低。处于无症状期和慢性期的痛风患者应在医生或药师的指导下坚持用药,以促进尿酸的排泄,降低体内的血尿酸水平。

6.利尿剂用药教育

　　尿量偏少,血钾偏高,临时注射托拉塞米增加尿量,同时降低血钾。注意观察尿量变化。

三、其他需要注意的事项

对于刚开始透析的病人,调整心态将有益于病情。刚开始腹透时,腹透液的量不宜过多,待适应后循序渐进。注意控制饮水量,正常饮食,注意监测血压,记录每天尿量,保持大便通畅。注意按时、按量服用药物,观察自身的身体状况,感觉不适及时与医生或药师沟通,以便调整治疗方案。

患者签字 _____　　　药师签字_____　　　日期_____

出院患者服药清单与指导

姓名　×××　　年龄　43　性别　　男　　联系电话　×××××××

住院号　×××××　出院时间　2015 年 7 月 11 日　　出院诊断　慢性肾炎,CKD

5 期,维持性腹透,肾性高血压,继发性甲旁亢,肾性贫血,高钾血症,痛风性关节炎

药品名称	主要用途	用法用量	每次剂量	服用时间	储存	注意事项
叶酸片	改善贫血	每日 3 次	1 片	餐后	遮光,密封保存	大量服用叶酸时,可使尿液呈黄色
多糖铁复合物胶囊	补铁,改善贫血	每日 1 次	1 粒	餐后	室温贮存(15～30℃)	不应与浓茶同服。可能出现黑便或舌头发黑。需与开同间隔 2h 服用
重组人促红素注射液	改善贫血	每周 1 次	1 支		2～8℃避光保存	注意定期复查红细胞压积
非洛地平缓释片	降压	每日 1 次	1 片	晨服	室温贮存	不能掰、压或嚼碎,注意监测血压
复方 α-酮酸片	补充蛋白	每日 3 次	4 片	餐中	25℃以下干燥保存	整片吞服,配合低蛋白饮食,注意定期监测血钙水平,高钙血症禁用

用药指导意见

　　出院后日常注意饮食调理,多食优质蛋白(鸡蛋、鱼肉、瘦肉等),限制食物中磷、钾的摄入,控制饮水量。注意监测血压和心率水平,预防感冒、腹膜炎,定期门诊复查血常规、肝肾功能、电解质及甲状旁腺激素。注意按时、按量服用药物,避免擅自用药,服药过程中如发现身体不适,请及时联系主管医生或临床药师。痛风和高血压需长期用药,避免擅自停药。

患者签字 _____　　　药师签字 _____　　　日期 _____

随访记录和用药指导

姓名	×××	年龄（岁）	43	身高（cm）	180
体重（kg）	74.5	超滤量（mL）	100～300 mL	尿量（mL）	1000mL 左右
随访日期	2015 年 8 月 11 日	临床表现	入院评估		
饮水	200mL 左右		饮食		清淡

腹透方案　1.5% 腹透液2000mL　2 袋　CAPD

药物名称	用法用量	是否继续使用（Y/N）	备注
叶酸片	5mg po tid	Y	
多糖铁复合物胶囊	150mg po qd	Y	
重组人促红素注射液	10000IU ih qw	N	
非洛地平缓释片	5mg po qd	Y	
复方 α-酮酸片	2.52g po tid	Y	
复方氨基酸胶囊	0.7g po tid		加用
骨化三醇胶丸	0.25μg po qd		加用

辅助检查（生命体征：　　Bp 142/83mmHg　T 36.7℃　P 87 次/分　R 19 次/分）

项目		日期 2015.8.11		项目		日期 2015.8.11	
血常规	WBC(10^9/L)	5.6		电解质	Ca(mmol/L)	2.4	
	N%	62.9			P(mmol/L)	1.45	
	PLT(10^9/L)	175			K(mmol/L)	4.43	
	CRP(mg/L)	2.6	1.51	肝功能	ALT(U/L)	19	
	Hb(g/L)	94			AST(U/L)	12	
尿常规	蛋白	2+		其他	PTH(pg/mL)	347	
	WBC(/μL)				ALB(g/L)	31.6	
	RBC(/μL)				TG(mmol/L)		
肾功能	SCr(μmol/L)	538			TC(mmol/L)		
	BUN(mmol/L)	20.48			UA(μmol/L)	353	
					GLU(mmol/L)		

其他需要说明的问题（B 超、X 线等）：

续表

用药指导意见

注意观察自身身体状况,如有不适,及时就医。

注意按时、按量服药。

腹透时蛋白会漏出,多食含优质蛋白的食物,同时限制食物中磷、钾的摄入,控制饮水量。

注意及时填写腹透记录本,预防腹膜炎。

定期复查血常规、肝肾功能、甲状旁腺激素。

参考文献

[1] 万波,劳海燕,杨敏,等.腹膜透析患者用药管理调查[J].今日药学,2013(7):438—441.

[2] Stemer G,Lemmens-Gruber R. Clinical pharmacy activities in chronic kidney disease and end-stage renal disease patients: a systematic literature review[J]. BMC Nephrol,2011, 12:35.

[3] 郝吉莉,汪永忠,李颖. 药学服务对腹膜透析合并高血压患者血压控制的影响[J]. 安徽医药,2014,18(5): 970—972.

[4] Tanrikulu A M,Ozben B,Koc M,et al. Aspirin resistance in patients with chronic renal failure[J]. J Nephrol,2011,24(5): 636-646.

[5] Meschia J F,Bushnell C,Boden-Albala B,et al. Guidelines for the primary prevention of stroke: a statement for healthcare professionals from the American Heart Association/ American Stroke Association[J]. Stroke,2014,45(12): 3754-3832.